Vorwort

Vor etlichen Jahren hat man aufgrund von Studien bestätigen können, dass das alte Sprichwort – **Wer rastet, der rostet** – auch auf die Denkfähigkeit des Gehirns zutrifft.

Deshalb wurden vielfältige Gedächtnistrainingsprogramme entwickelt, um die Fähigkeiten des Gehirns zu trainieren und das zerebrale Nervensystem fit und effizient zu erhalten.

Gedächtnistraining nach der ganzheitlichen Methode nimmt dabei einen bedeutenden Stellenwert ein. Bei dieser Art von Gedächtnistraining werden die unterschiedlichen Hirnfunktionen nicht isoliert trainiert, sondern durch die Vielfalt der Übungen miteinander verbunden.
Gedächtnisübungen sollten ohne Leistungsdruck und in entspannter Atmosphäre durchgeführt werden. Nur dann macht es Freude, die Motivation bleibt erhalten, und der Erfolg, die Verbesserung der Gedächtnisleistung, stellt sich ein.

Gedächtnistraining und Bewegung gehören beim ganzheitlichen Gedächtnistraining zusammen, wenn man sich der Bedeutung des Gehirns, der Schaltstelle für alle Bewegungen des Körpers, bewußt ist. Beide haben das gleiche Ziel: körperliche und geistige Fitness zu erhalten.

Folgende Grundleistungen des Gehirns werden beim ganzheitlichen Gedächtnistraining berücksichtigt:

Wahrnehmung – Konzentration – Wortfindung - Formulierung
Assoziatives Denken - Logisches Denken - Fantasie und Kreativität

Ziel des ganzheitlichen Gedächtnistrainings ist das Aktivieren von zentralen Hirnfunktionen sowohl bei Gesunden als auch bei Kranken.

Gisela Christina Jobst

Das Gedächtnis
ist das
Schatzhaus und
der Wächter
aller Dinge.

Cicero

Wer ein schlechtes
Gedächtnis hat,
wird nicht darum
herumkommen,
seine Fehler zu
wiederholen

Indisches Sprichwort

Wer kein Gehirn hat, habe Beine!

Man lernt nie aus!

Jeder, der aufhört zu lernen,
ist alt, mag er zwanzig oder
achtzig zählen.
Jeder, der weiter lernt,
ist jung, mag er zwanzig
oder achtzig zählen.

Inhaltsverzeichnis:

Liebe Leserinnen!
Liebe Leser!

Meine Gedächtnisstützen erheben keinen Anspruch auf Vollständigkeit. Sie sollen vielmehr als Anregung und Motivation dienen, damit Sie auch in Zukunft Freude daran haben, Ihr Gedächtnis fit zu halten.

Jedes nicht konsequent und regelmäßig geforderte Gehirn verliert überraschend schnell an Leistung.

Schon der Ausstieg aus dem Berufsleben, also der Eintritt in die Rente oder ein vierzehntägiger Krankenhausaufenthalt können die Gehirnleistung beträchtlich absinken lassen.

Bereits im Alter von ca. 30 Jahren, nach der schulischen und beruflichen Ausbildung, kann ein Leistungsknick entstehen. Ab dem 40. Lebensjahr kommen oft noch Stressfaktoren hinzu, die eine weitere deutliche Einbuße der Gedächtnisleistung mit sich bringen. Jetzt bemerkt man, dass es mit dem Lernen nicht mehr so schnell und einfach geht. Je älter man wird, desto wichtiger ist es regelmäßig etwas für Körper und Geist zu tun.

Sie können diesem geistigen Abbau vorbeugen. Es reichen schon 15 Minuten täglich.

Geistige Fitness ist die Voraussetzung für Selbstständigkeit und Selbstbestimmung bis ins hohe Alter, und die Bereitschaft, auch selbst etwas dafür zu tun, steigt ständig.

An dieser Stelle vielen Dank an meinen Mann Dr. Dieter Neurohr für die fachliche Unterstützung.

Ich wünsche Ihnen viel Erfolg mit meinen Gedächtnisstützen!

Gisela Christina Jobst

15,80 €
an Ric

Was ist ganzheitliches Gedächtnistraining?

Ganzheitliches Gedächtnistraining bedeutet die Beteiligung von Körper, Geist und Seele.
Beim ganzheitlichen Gedächtnistraining wird die Hirnleistung nicht isoliert trainiert. Die geistige Leistungsfähigkeit kann erhalten beziehungsweise verbessert werden. Durch den ganzheitlichen Ansatz werden optimale Lernbedingungen ermöglicht.

Konzentration, Wahrnehmung, Kreativität, Fantasie, Wortfindung, Merkfähigkeit und logisches Denken werden durch die Vielfalt der Übungen miteinander verknüpft.

Ohne Zeitdruck, ohne Leistungsdruck werden die grauen Zellen wieder aktiviert. Stress ist ein Denkhemmer für das Gehirn. Es sollte versucht werden, den Stress beim Gedächtnistraining weitgehend auszuklammern.

Wie wirkt es?

☺ Die Kommunikation wird gefördert, ebenso die Möglichkeit zur Entspannung.

☺ Das Kurzzeitgedächtnis wird verbessert.

☺ Neue Informationen werden sicherer und schneller eingespeichert.

☺ Das ganzheitliche Gedächtnistraining hat positive Auswirkungen auf die körperliche und geistige Befindlichkeit.

☺ Die Durchblutung des Gehirns wird verbessert und damit auch die Sauerstoffversorgung. Neue synaptische Verbindungen werden geknüpft.

☺ Je mehr Sinne wie Hören, Sehen, Riechen usw. in die Übungen mit eingebunden werden, desto effektiver ist das Training. Denkfähigkeit, Konzentration und Merkfähigkeit werden merklich verbessert und erhöht.

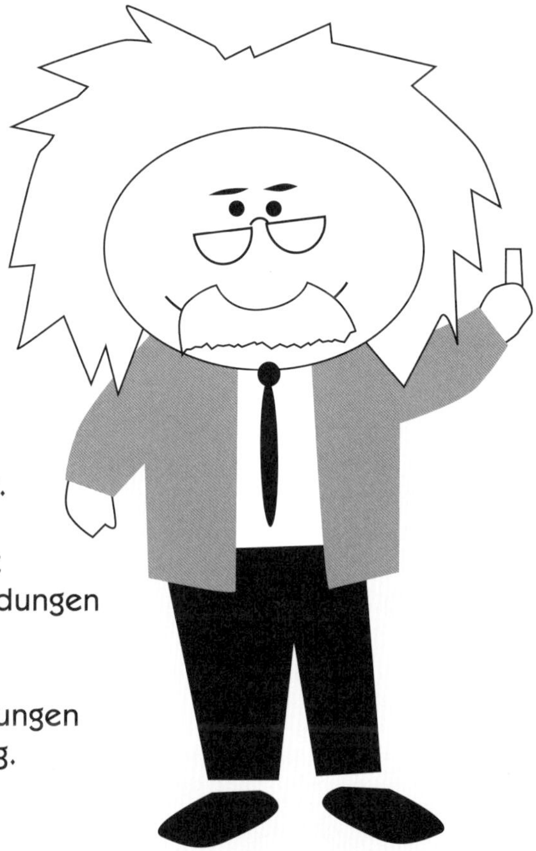

Gedächtnisleistung und Lebensalter

Wer sein geistiges Potential nicht nutzt, nichts mehr dazu-lernt und einstmals gelernte Fähigkeiten verkümmern lässt, spürt mit zunehmendem Alter, (bereits in den mittleren Lebensjahren!) dass die geistige Leistungsfähigkeit nach und nach abnimmt.
Namen und Geburtstage werden vergessen, was eben noch wichtig war, ist wie weggewischt. Wortfindungsstörungen häufen sich. Namen liegen Ihnen auf der Zunge, aber Sie können sie nicht nennen. Solche Defizite werden oft als „typische Altersvergesslichkeit" eingestuft.

Tatsache ist, dass die Geschwindigkeit der Informationsverarbeitung, bedingt durch die langsamer werdenden Stoffwechselvorgänge, nachlässt.
Die Lernfähigkeit aber verringert sich im Alter nicht! Sie können auch mit 80 Jahren noch eine Fremdsprache erlernen. Es geht wohl nicht mehr so schnell wie in jungen Jahren, aber es geht, und dies ist das Entscheidende.

Wer rechtzeitig etwas für die geistige Fitness tut, kann dem geistigen Abbau vorbeugen und auch bereits vorhandene Defizite wieder in den Griff bekommen.

Jedoch gilt auch hier:
Regelmäßiges Training ist wichtig.

Tun Sie jeden Tag etwas

für ihr Gedächtnis.

Ca. 15 – 20 Minuten

am Tag reichen schon.

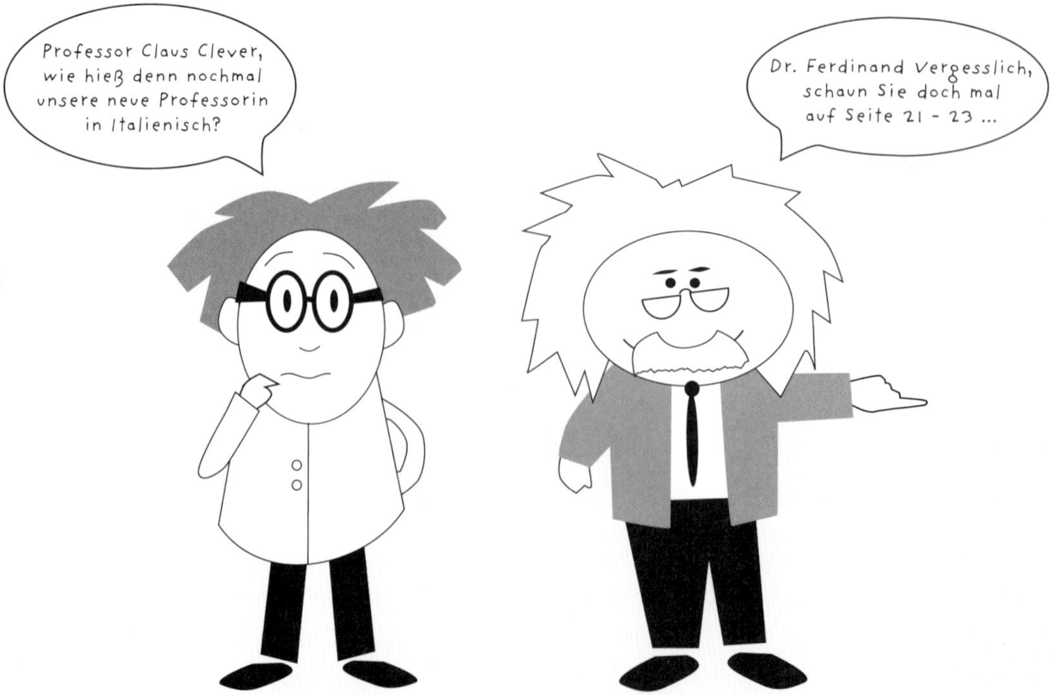
Professor Claus Clever, wie hieß denn nochmal unsere neue Professorin in Italienisch?
Dr. Ferdinand Vergesslich, schaun Sie doch mal auf Seite 21 - 23 ...

Rechte und linke Hirnhälfte

Das Großhirn besteht aus zwei Hälften – auch Hemisphären genannt.
Sie haben unterschiedliche Funktionen, sind jedoch durch den sog. Balken (Corpus callosum – ein quer verlaufendes Fasersystem) verbunden. Durch diese Verbindung, die wie eine Brücke fungiert, werden zwischen beiden Gehirnhälften ständig Informationen ausgetauscht.

In unserem Gehirn befinden sich rund 100 Milliarden Nervenzellen, die dort wiederum mit Tausenden anderer Nervenzellen in Kontakt stehen, so dass gewaltige Mengen von Informationen verarbeitet werden können.

Die linke Hirnhälfte steuert die rechte Körperseite, die rechte Hirnhälfte die Linke.

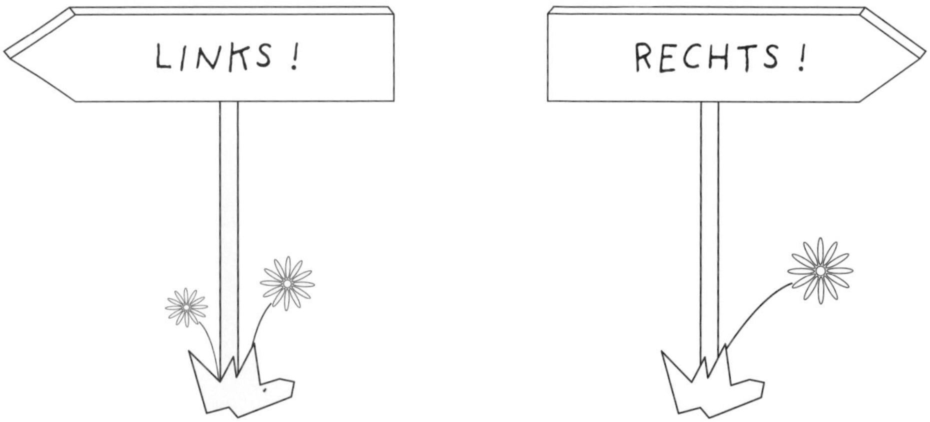

Bei 96 % der Rechtshänder und 70 % der Linkshänder ist die linke Großhirnhälfte für die Sprache dominant. Bei 15 % der Linkshänder verteilt sich die Dominanz der Sprachfähigkeit auf beide Hälften.

Wenn beide Hirnhälften optimal zusammenarbeiten, entsteht das größte Potential an Kreativität und die höchste Konzentrationsfähigkeit. Ideal sind daher Gedächtnisübungen, die beide Hirnhälften aktivieren.

Gut sind Überkreuzübungen bei der Gymnastik, auch eine liegende oder stehende Acht mit dem Zeigefinger in der Luft malen, oder sich gedanklich ein großes X vorstellen bringt beide Hirnhälften in Schwung. Fingerübungen nach „Meister Wang" (Buchtipp auf der Literaturliste am Ende des Buches) machen Spaß und fördern die Konzentration.

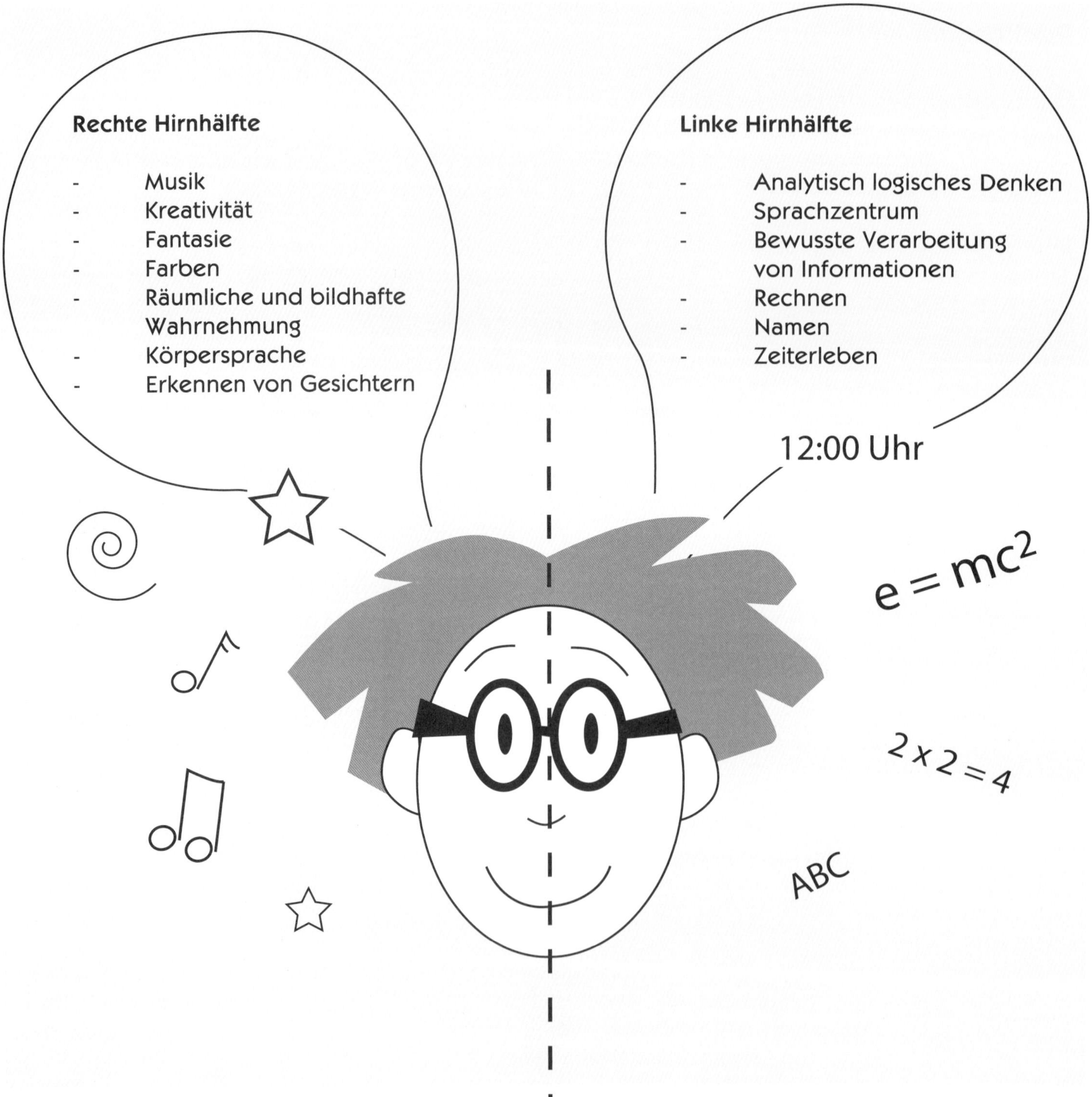
Rechte Hirnhälfte
- Musik
- Kreativität
- Fantasie
- Farben
- Räumliche und bildhafte Wahrnehmung
- Körpersprache
- Erkennen von Gesichtern
Linke Hirnhälfte
- Analytisch logisches Denken
- Sprachzentrum
- Bewusste Verarbeitung von Informationen
- Rechnen
- Namen
- Zeiterleben
12:00 Uhr
e = mc²
2 x 2 = 4
ABC

Über kurz oder lang..............
Kurzzeit- und Langzeitgedächtnis

Es gibt Dinge, die bleiben das ganze Leben lang im Gedächtnis, im Langzeitgedächtnis also. Andere Informationen wiederum bleiben nur sehr kurz in Erinnerung, im Kurzzeitgedächtnis. Das Kurzzeitgedächtnis nimmt Informationen aus unserer Umwelt auf.
Sie werden nur für kurze Zeit im Erinnerungsvermögen behalten. Zudem werden im Kurzzeitgedächtnis die Informationen geordnet, bevor sie eventuell ins Langzeitgedächtnis übertragen werden.

Eine Telefonnummer, die Sie herausgesucht haben, bleibt gerade so lange in Ihrem Gedächtnis, wie sie benötigt wird, also für den Wählvorgang. Danach wird sie nicht mehr gebraucht und demzufolge auch im Kurzzeitgedächtnis wieder gelöscht. Wenn die Telefonleitung besetzt war, müssen Sie die Telefonnummer meist noch einmal nachschlagen, um sie erneut wählen zu können.

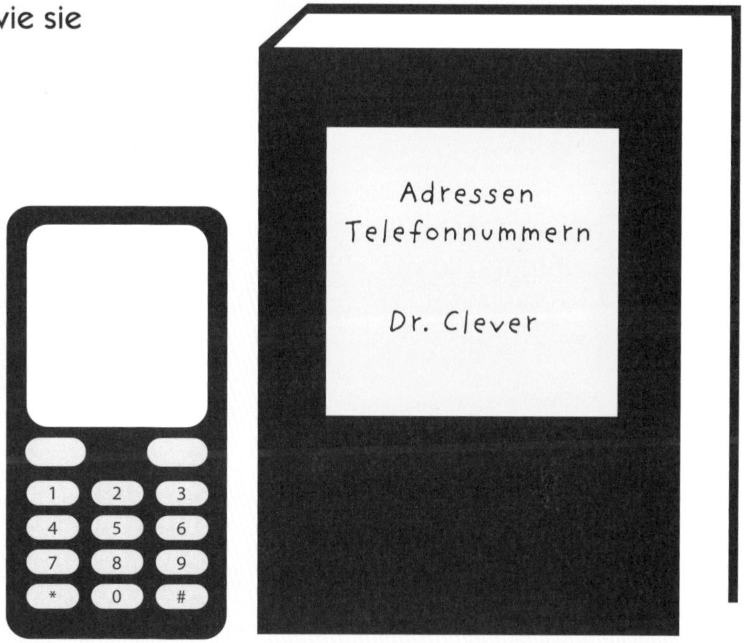

Gedächtnis:

Ultrakurzzeitgedächtnis
Speicherzeit von nur wenigen Sekunden oder gar Millisekunden

Kurzzeit- bzw. Arbeitsgedächtnis
Kleine Informationsmengen können für wenige Sekunden bis Minuten gehalten werden. Z.B. eine Telefonnummer vom Nachschlagen bis zum Wählvorgang. Auch Rechenaufgaben mit Zwischenergebnissen, die man im Kopf löst, gehören dazu.

Langzeitgedächtnis
Informationen können langfristig bis lebenslang abgespeichert werden.

Konzentration ist wichtig, damit die Informationen in Ihr **Gedächtnis** Einzug halten können.

Sie kennen das Phänomen:

Sie gehen in den Keller, um eine Flasche Wein zu holen. Unten angekommen, wissen Sie nicht mehr, was Sie wollten. Der Gang in den Keller und das Holen einer Flasche Wein sind keine großen geistigen Anstrengungen für Ihr Gedächtnis. Das heißt, Ihr Gedächtnis hat während des Gangs in den Keller Kapazitäten für andere Gedanken frei. Diese Gedanken verdrängen den Vorgang des Weinholens. Sie sind abgelenkt.
Ergebnis: Sie wissen nicht mehr, was Sie holen wollten.

Das Kurzzeitgedächtnis ist sehr störanfällig. Geringe Ablenkungen können dafür sorgen, dass Sie das, was Sie gerade tun wollten, nicht mehr wissen.

Wenn Sie sich nicht auf eine Sache konzentrieren und die Gedanken abschweifen, gehen die Informationen, die Sie behalten wollen, verloren.

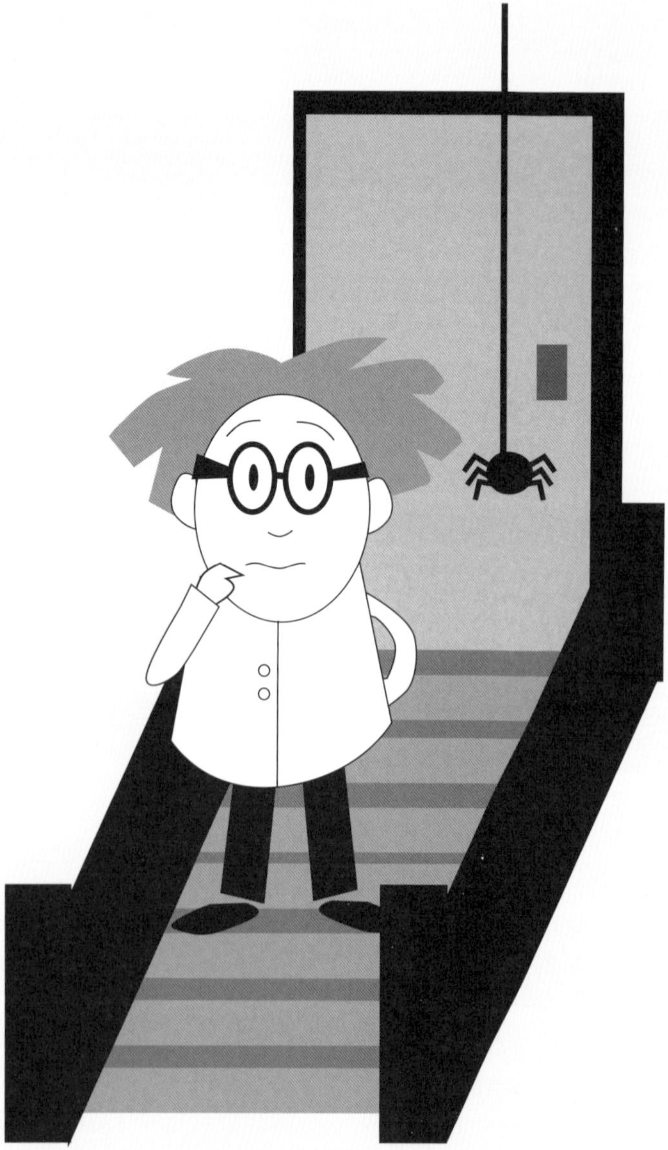

Das Langzeitgedächtnis, auch kristallines Gedächtnis genannt, besitzt eine fast unbegrenzte Aufnahmekapazität.

Auf dem Weg vom Kurzzeit- ins Langzeitgedächtnis werden die Informationen sortiert und in ein Ordnungssystem gebracht.
Das Gehirn bildet automatisch sogenannte Schlüsselbegriffe, die neue Informationen so zusammenfassen, dass sie leichter behalten werden können. Schlüsselbegriffe stellen Assoziationen zu bereits vorhandenem Wissen her. Wenn Sie in früher Jugend eine Fremdsprache erlernt, sie aber dann nicht mehr benutzt haben, kann zum Beispiel ein bestimmtes Lied in dieser Fremdsprache der Auslöser für die Erinnerung an das ehemals Gelernte sein. Mit Hilfe solcher Schlüsselwörter können sich Erinnerungen wie Puzzleteile zusammenfinden.

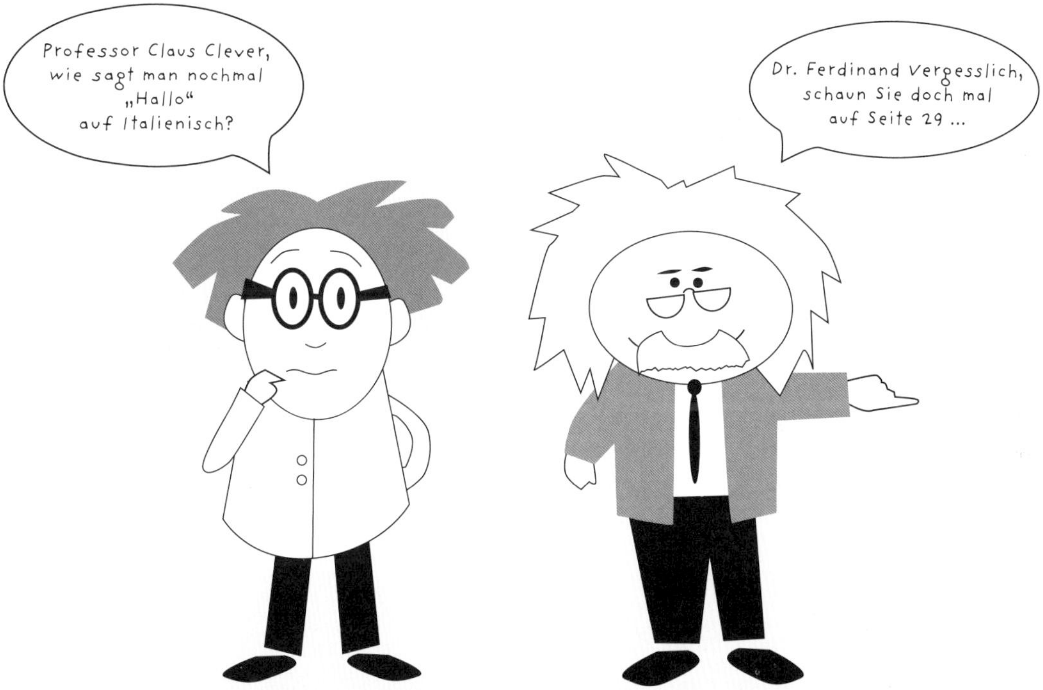
Professor Claus Clever, wie sagt man nochmal „Hallo“ auf Italienisch?
Dr. Ferdinand Vergesslich, schaun Sie doch mal auf Seite 29 ...

Wenn Sie den vor vielen Jahren begonnenen Sprachkurs wieder aufnehmen, werden zwischen den neuen Informationen und dem bereits vorhandenen Wortschatz wiederum viele neue Assoziationen gebildet. Ihr Gehirn vergleicht neue Informationen mit bereits vorhandenen und bewertet sie.

Je konkreter und bedeutungsvoller die Dinge für Sie sind, die Sie sich merken wollen, desto größer die Chance, sie im Langzeitgedächtnis zu speichern.

Das Langzeitgedächtnis lässt sich in folgende Bereiche einteilen:

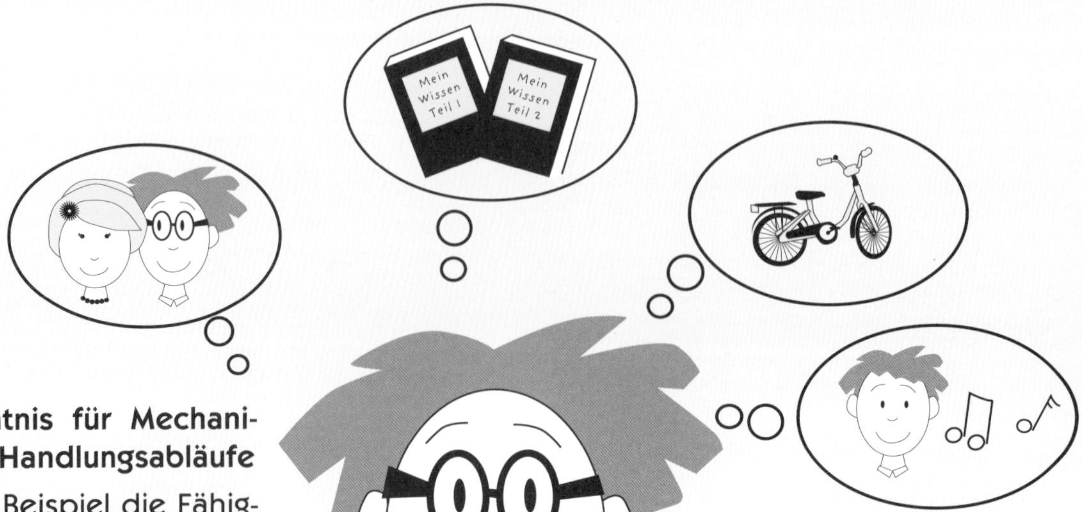

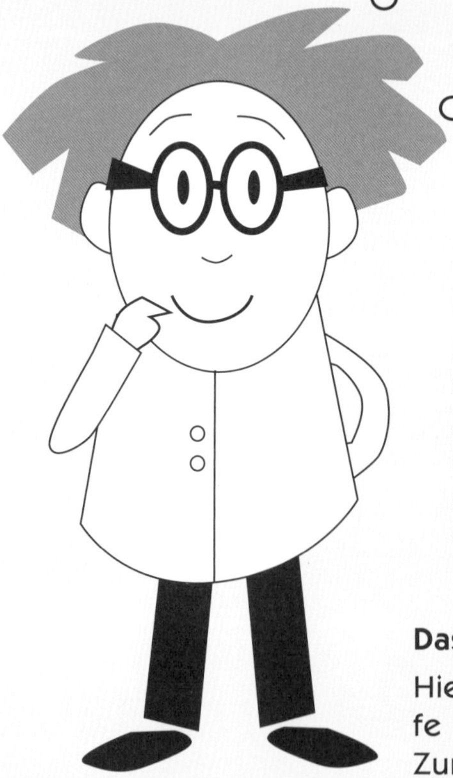

Das Gedächtnis für Mechanisierung und Handlungsabläufe

Hier ist zum Beispiel die Fähigkeit gespeichert, ein Auto oder Fahrrad zu fahren. Wir denken nicht darüber nach, dass wir erst mit dem rechten Fuß auf die Pedale steigen oder in den dritten Gang schalten müssen. Dies geschieht automatisch. Ebenso bei immer wiederkehrenden Arbeiten, die ebenfalls automatisch erledigt werden.

Das Gedächtnis für die Wiedererkennung

Sie hören eine Melodie aus Ihrer Kindheit und erinnern sich sofort an den Text. Informationen, die aus früherer Zeit bekannt sind, werden mit hoher Wahrscheinlichkeit wiedererkannt.

Das biografische Gedächtnis

Hier sind Dinge, die im Zusammenhang mit unserer eigenen Person zu tun haben, abgespeichert. Zum Beispiel: Mit wem und wo habe ich gestern zu Mittag gegessen, wo habe ich letztes Jahr meine Ferien verbracht?

Das Wissensgedächtnis

Hier ist gespeichert, was wir im Laufe unseres Lebens gelernt haben. Zum Beispiel, wie viele Kontinente die Erde hat, dass drei mal drei neun ergibt. Meist weiß man nicht mehr genau, wann man dieses Wissen erworben hat. Es lässt sich oft kein zeitlicher und örtlicher Bezug herstellen.

Was Ihrem Gehirn nicht bekommt

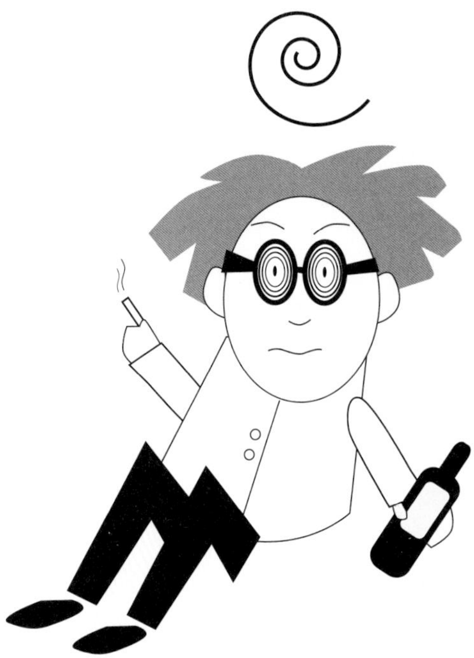

- zu wenig geistige Anregung
- Flüssigkeitsmangel
- Rauchen
- zu viel Koffein
- Alkohol
- Drogen
- Stress
- ständige Fernsehberieselung
- Übergewicht – Bluthochdruck und Schlaganfall können die Folge sein
- chronische Krankheiten z. B. Diabetes (Gefahr von Über- bzw. Unterzuckerung)

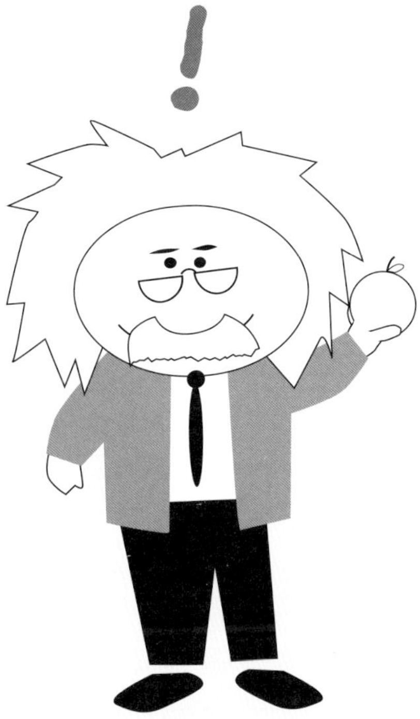

- bestimmte Medikamente (nehmen Sie Rücksprache mit Ihrem Arzt)
- Depressionen
- Schlafmangel
- Sauerstoffmangel
- Vitaminmangel, Mangelernährung
- Durchblutungsstörungen
- Hörprobleme

Gehen Sie die Liste aufmerksam durch, und prüfen Sie kritisch für sich selbst, wie viele Faktoren auf Sie zutreffen. Wenn Sie Ihrem Körper etwas Gutes tun, z. B. mit dem Rauchen aufhören, wirkt sich dies positiv auf Geist und Seele aus.

Körperlich fit - gleich geistig fit?

Bewegung und Sport sind gesund. Daran gibt es mittlerweile keinen Zweifel mehr.
Aber haben Sport und Bewegung auch Auswirkungen auf die geistige Leistungsfähigkeit?

Durch sportliche Betätigung und ausreichende Bewegung verbessert sich die Durchblutung – auch im Gehirn. Durch die Durchblutungssteigerung erhöht sich wiederum die Sauerstoffversorgung im Gehirn. Wer regelmäßig Sport treibt, kennt das Gefühl, nach dem Sport aufnahmefähiger und konzentrierter zu sein.

Sollten Sie einen anstrengenden Bürotag vor sich haben, an dem Sie geistig voll leistungsfähig sein müssen, kann es sehr hilfreich sein, den Tag mit einer Joggingrunde oder einem flotten Spaziergang zu beginnen. Auch eine halbe Stunde auf dem Hometrainer bringt Ihre grauen Zellen in Schwung.

Es besteht ein enger Zusammenhang zwischen körperlicher Bewegung und geistiger Leistungsfähigkeit.

Diese Tatsache sollte man sich zunutze machen.

Vor allem Kinder, die einen anstrengenden Schultag oder eine Prüfung vor sich haben, sind leistungsfähiger, wenn der Sportunterricht nicht auf den Nachmittag gelegt wird, sondern vor den Unterrichtseinheiten stattfindet.

Erwachsene und Kinder, vor allem Schulkinder, profitieren von der Durchblutungssteigerung und der erhöhten Sauerstoffversorgung des Gehirns.

Die kognitiven Fähigkeiten wie Lernen, Denken, Erinnern, Assoziieren etc. werden merklich verbessert.

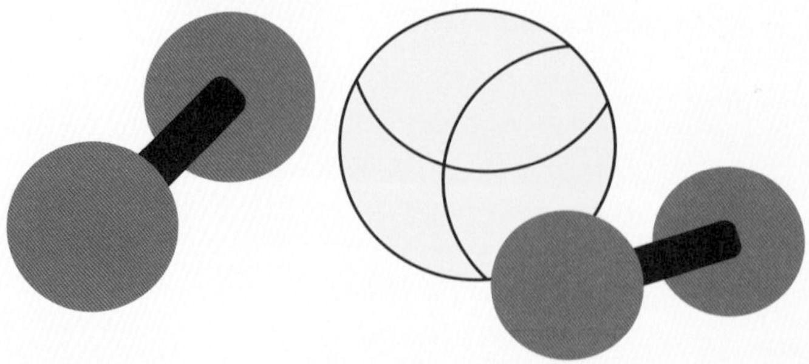

Auch bei älteren Menschen trägt eine regelmäßige sportliche Aktivität zu einer Verbesserung der Hirnleistung sowie der gesamten Lebensqualität bei.

Durch Bewegung und Sport lassen sich also nicht nur die Muskeln, sondern auch der Geist trainieren.

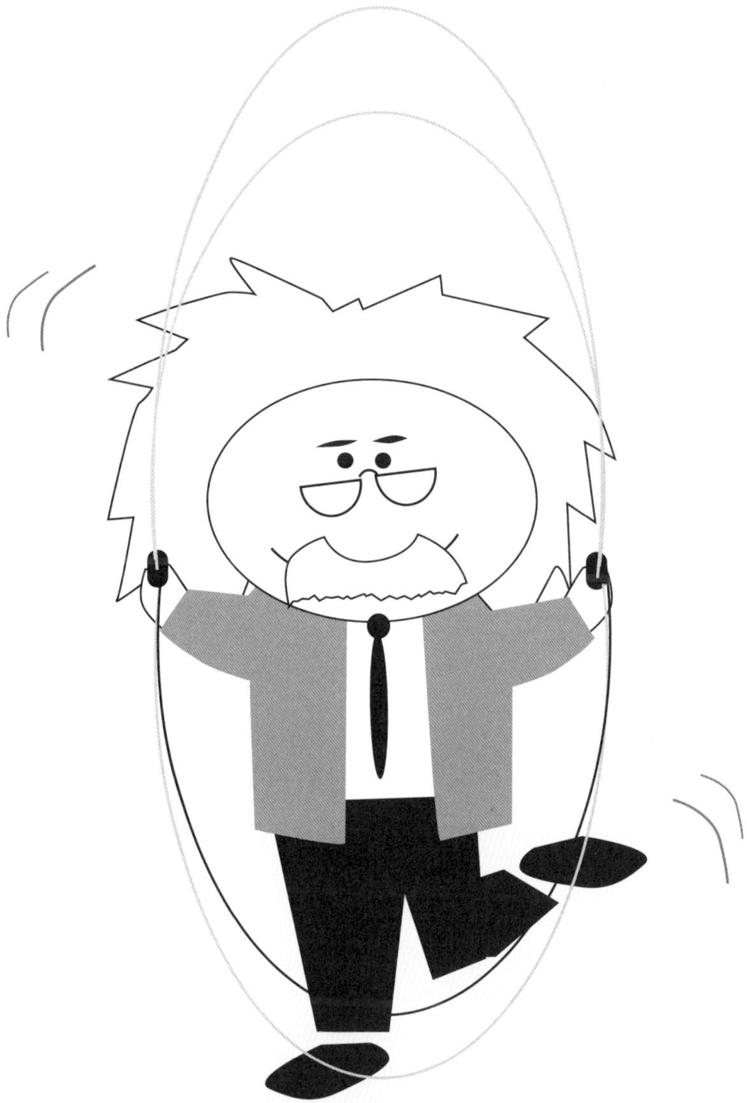

Übrigens:
Die sportliche Betätigung bzw. Bewegung wirkt nur dann positiv auf das Gehirn, wenn sie **freiwillig und mit Freude** ausgeübt wird.

Nur dann werden die Neurotransmitter Dopamin und Serotonin ausgeschüttet, die positiven Einfluss auf uns haben.

Suchen Sie sich also eine sportliche Betätigung aus, die Ihnen wirklich Freude bereitet, dann haben Sie auch langfristig Erfolg.

Schon kurze regelmäßige Sporteinheiten bringen das gewünschte Resultat.

Auch das Gehirn muss gut ernährt werden

Unser Gehirn verbraucht mehr als ein fünftel unserer Nahrungsenergie. Es handelt sich um Proteine, Mineralien, Fett, Glukose (Traubenzucker) und Vitamine. Diese Nährstoffe werden im Stoffwechsel zu sog. Botenstoffen umgewandelt, das sind Überträgerstoffe, die für das zentrale Nervensystem unverzichtbar sind.
Das Gehirn ist sehr sensibel gegenüber groben Ernährungsfehlern. Geistige und seelische Störungen stehen damit in engem Zusammenhang.

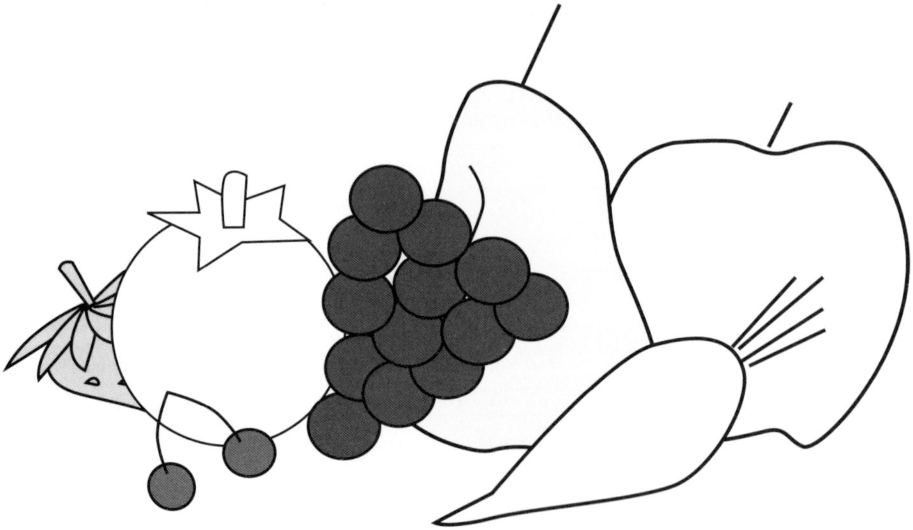

Bausteine für die geistige Fitness sind Eiweiß, Kohlehydrate und Fett. Je gesünder die Kost, desto besser arbeitet das Gehirn.
Zur Vorbereitung einer Rede sollte man sich vorher mit frischem Obst eindecken, aber auch dunkelgrünes Gemüse ist hilfreich (z. B. Broccoli).

Wenn Sie einen schlechten „Gedächtnistag" hatten, überdenken Sie einmal Ihr Konsumverhalten an diesem Tag.
Wenn Sie viel starken Kaffee, viele Zigaretten, viel Alkohol, viele Süßigkeiten oder viel Fleisch ohne Gemüse konsumiert haben, brauchen Sie sich nicht zu wundern, wenn Ihre Stimmung nicht die beste war und auch Ihr Gedächtnis Sie im Stich gelassen hat.

Hier ein Speiseplan, der Sie den ganzen Tag über FIT IM KOPF hält

Frühstück: Zum Beispiel:
Müsli mit Banane oder ein Rührei mit Lachs.
Ohne Frühstück lässt das Gedächtnis nach,
da dem Gehirn dann der Glukoseschub fehlt.

Mittagessen: Zu viele Kohlehydrate machen schläfrig, deshalb ist ein Mittagessen zu empfehlen, das viel Eiweiß enthält. Zum Beispiel Pellkartoffeln mit einer großen Portion Kräuterquark, zum Nachtisch ein Yoghurt mit Obst. So ein Menü erhält die Aufnahmefähigkeit am Nachmittag für Stunden. Vermeiden Sie schweres fettreiches Essen, da das Blut für die Verdauung benötigt wird und daher im Gehirn fehlt.

Nachmittag: Eine kleine Zwischenmahlzeit in Form von Nüssen oder eine leckere Brezel mit Butter kann Ihr Gehirn wieder auftanken, wenn seit dem Mittagessen mehr als vier Stunden vergangen sind.

Abendessen: Die Abendmahlzeit sollte ausgewogen sein. Wer hungrig zu Bett geht, kann nicht schlafen. Kleine Reisgerichte, kleine Nudelspeisen oder auch ein Getreidemüsli sind ideal. Damit das Gehirn genügend vom Schlafhormon Melatonin herstellen kann brauchen wir auch am Abend etwas Energie. Melatonin wird aus Tryptophan hergestellt. Tryptophan wiederum liefern wir mit Milch und Honig. Dadurch kann das Gehirn entspannen und Sie schlafen besser ein. Ein guter Schlaf ist wichtig für die Gedächtnisleistung und die Konzentrationsfähigkeit am nächsten Tag.

Es gibt bis heute noch keine Wundermittel für das Gehirn, jedoch lassen Studien erkennen, dass die Zufuhr einer nährstoff- und wirkstoffdichten (vitaminreichen und mineralstoffreichen) Kost empfehlenswert ist.

Ausreichendes Trinken - wichtig für die körperliche und geistige Leistungsfähigkeit

Viele Menschen, und dazu gehören nicht nur die älteren, haben oft ein sehr geringes Durstgefühl. Sie trinken daher wenig – oft zu wenig.

Es ist jedoch seit langem wissenschaftlich erwiesen, dass ausreichendes Trinken wichtig für die körperliche und geistige Fitness ist.

Oft ist man der Meinung, dass man doch ausreichend getrunken habe. Man kann sich jedoch sehr leicht verschätzen.

Machen Sie die Probe auf´s Exempel: Notieren Sie Ihre tägliche Trinkmenge einige Tage lang und überprüfen Sie das Ergebnis.

Bei weniger als 1,5 bis 2 Liter, sollten Sie sich den Trinkplan auf der nächsten Seite anschauen. Es handelt sich dabei um einen optimalen Tagestrinkplan, mit dem man sich selbst kontrollieren kann.

Beachten Sie in diesem Zusammenhang, dass Kaffee, schwarzer und auch grüner Tee, nicht als Flüssigkeitsmenge zu rechnen sind, ebensowenig wie entwässernde Tees.

Koffein entzieht dem Körper Wasser, daher ist die in Österreich verbreitete Sitte, zum Kaffee ein Glas Wasser zu reichen, sehr sinnvoll.

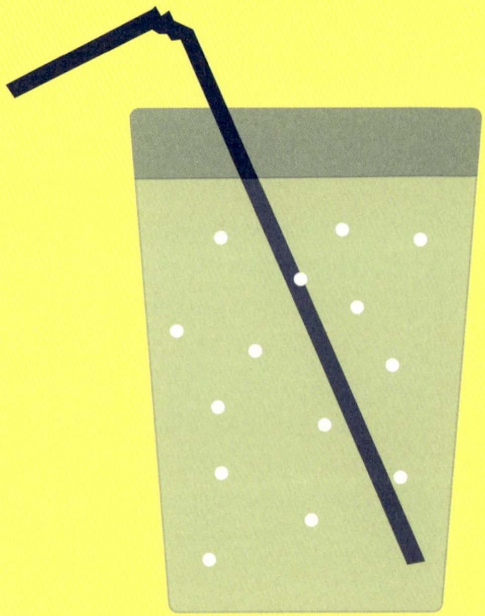

Mit einer ausreichenden Flüssigkeitsaufnahme haben Sie schon sehr viel für ein gutes Gedächtnis getan! 1 bis 1,5 Liter Flüssigkeit am Tag, am besten Wasser, sollen es sein.

Optimaler Tagestrinkplan für ein fittes Gedächtnis

Zum Frühstück: 2 Tassen Tee oder Kaffee 150-300 ml
Trinken Sie ein großes Glas Wasser 150 ml zum Kaffee.
Wer in Österreich schon im Caféhaus war,
kennt diesen sinnvollen Brauch: Zu jedem Kaffee gibt es ein Glas Wasser.

Zwischendurch: 1 Glas frische Buttermilch, 200 ml, oder Saft und Wasser nach Belieben

Zum Mittagessen: 2 Gläser Apfelsaft mit Mineralwasser gemischt oder Mineralwasser pur,
300 ml (je nach Geschmack mit einem kleinen Spritzer Obstessig),
1 Tasse Suppe oder Brühe, 150 ml, am besten keine Tütensuppe

Am Nachmittag: 1 – 2 Tassen Tee nach Belieben, 300 ml,
1 Glas Tomatensaft, Gemüsesaft oder
Karottensaft bzw. alternativ Mineralwasser, 200 ml

Zwischendurch: 1 – 2 Gläser Saft mit Wasser
je nach Geschmack, 150 –300 ml

Am Abend: 2 Gläser Saftschorle, Mineralwasser,
Bier oder Wein, 300 ml,
oder auch mal ein großes
Glas Buttermilch mit oder ohne Saft,
1 – 2 Tassen Brühe, 150 – 300 ml.

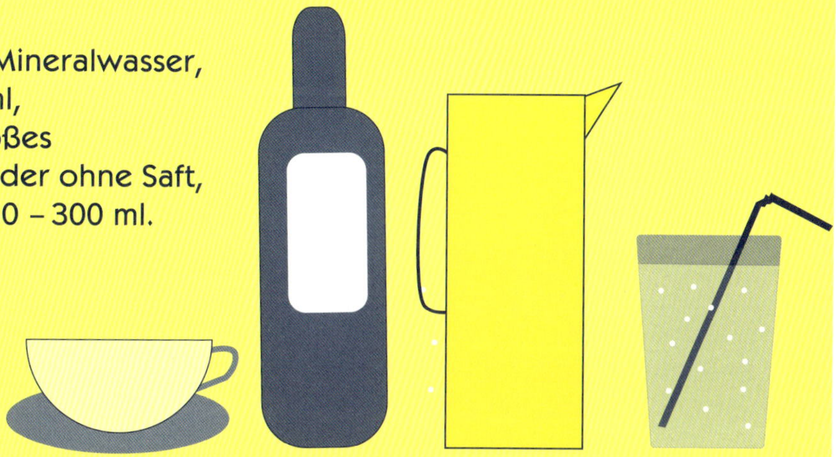

Zusammen ergibt dies eine optimale Trinkmenge von ca. 1,5 bis 2,00 Liter

Sollten Sie Bedenken haben, dass Sie nachts zu oft zur Toilette müssen, trinken Sie ab 16.00 Uhr nachmittags keine allzu großen Mengen mehr.

Mixen Sie sich was!

Pfiffige Cocktails zur Unterstützung einer optimalen Gehirnernährung

Grips Cocktail
Kochen Sie eine Tasse Tee (Grüner Tee „Langes Leben“, eine Mischung aus grünem Tee, Ingwer, Ginseng und Lemongras), erhältlich in der Apotheke.
Mischen Sie 1 Glas frisch gepressten Blutorangensaft und ½ Glas stilles Mineralwasser und geben Sie den etwas abgekühlten Tee dazu.

Energie Drink
1 Glas Sojamilch (Vanille), 1 Schuss Karottensaft, 2 EL Lezithingranulat, (erhältlich in der Apotheke) und 1 TL Weizenkeimöl gut verquirlen

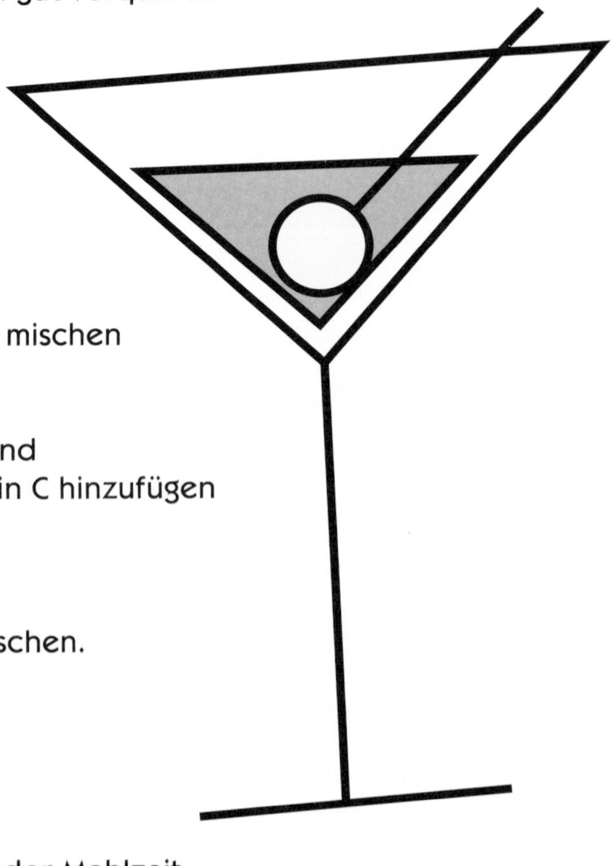

Vollkorntrunk – Fit im Kopf
3 EL Müsli mixen, mit je einem Teil Pflaumensaft, Buttermilch und Magermilch auffüllen

Cocktail für die Nerven
1 Glas Magermilch, 1 EL Glutamingranulat, 1 TL Basica, 1 EL Lezithingranulat mit Aprikosensaft mischen

Hirnleistungstee für eine gute Konzentration
1 Glas Matetee oder Ginsengtee abkühlen lassen und 1 TL Basica (Apotheke oder Reformhaus) mit Vitamin C hinzufügen

Gute Laune Drink
2 cl Brennnesselsaft, 2 cl Artischockensaft, Saft einer ½ Zitrone mit einem Glas Orangensaft mischen.

Sauer macht lustig
1 kleines Glas Sauerkrautsaft alle 2 – 3 Tage

Gedächtnis-Cocktail bei Konzentrationsschwäche
1 Glas Wasser, 2 TL Apfelessig und 1 TL Honig zu jeder Mahlzeit

Ein Dutzend Tipps für Ihr Gehirn

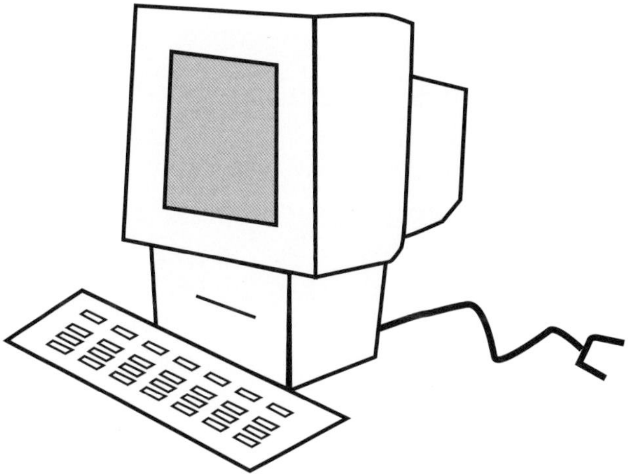

1. Man lernt nie aus!
Das Leben ist ein lebenslanger Lernprozess. Es lohnt sich immer, noch etwas Neues zu lernen oder alte Kenntnisse, zum Beispiel eine Fremdsprache, wieder aufzufrischen. Warum nicht einen Computerkurs, den Sie sich selbst schenken? Gehen Sie in ein Internetcafé. Die gibt es auch speziell für Senioren bzw. extra nur für Frauen!

2. Neugierde ist gut für das Gehirn. Neues Unbekanntes sorgt auch für neue Verknüpfungen in Ihrem Gehirn.
Goldene Regel: Bemerken – Behalten – Benutzen

3. Schalten Sie den Fernseher aus.
Dauerberieselung ist schlecht für das Gehirn.

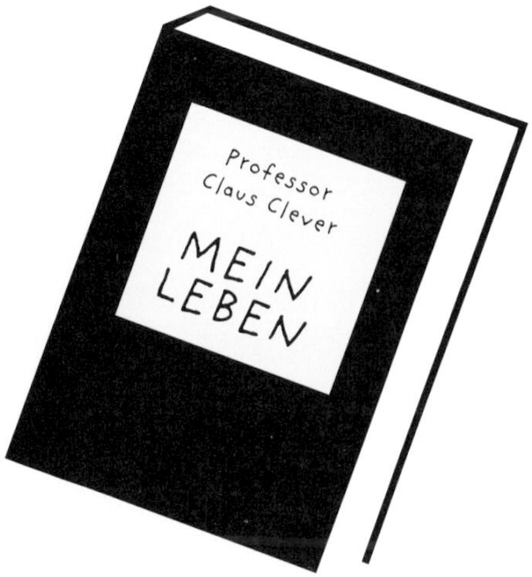

Lesen ist die bessere Alternative. Lesen aktiviert die eigenen Bilder im Kopf. Filme oder Shows im Fernsehen decken sie zu. Kreativität und Fantasie sind gute Hirnleistungstrainer. Beide können ein schönes Hobby sein, z. B. auch Malen oder ähnliches. Auch das Schreiben eines Tagebuchs ist eine gute Übung für das Gehirn.

4. Humor und Lachen sind nach wie vor die beste Medizin, auch für das Gedächtnis!

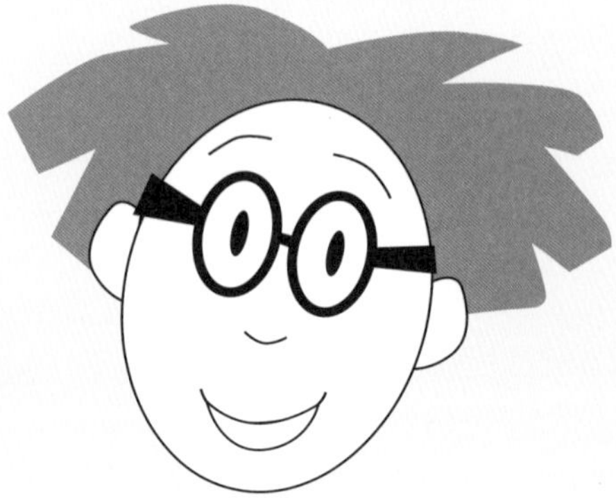

5. Suchen Sie nach verborgenen Talenten in Ihrem Inneren. Wollten Sie nicht schon immer mal für die Zeitung schreiben, Schach lernen, oder den Bootsführerschein machen? Versuchen Sie, aus fest gefügten Alltagsbahnen auszubrechen und wagen Sie etwas Neues.

6. Wenn Sie merken, dass eine für Sie wichtige Information immer wieder aus Ihrem Gedächtnis verschwindet, lassen sie nicht locker. Dranbleiben und einfach eine neue Merktechnik anwenden. Zum Beispiel Eselsbrücken bauen. Je abstrakter, sprich bizarrer, Ihre Eselsbrücken sind, umso besser für die Gedächtnisleistung (siehe auch den Beitrag zum Namensgedächtnis). Ständiges Wiederholen hilft ebenfalls. Wer rastet, der rostet, das gilt immer noch und vor allem für das Gedächtnis.

7. Benutzen Sie, wenn Sie Rechtshänder sind, morgens mal die linke Hand, um die Zähne zu putzen oder die Haare zu kämmen. Oder, laufen Sie rückwärts!

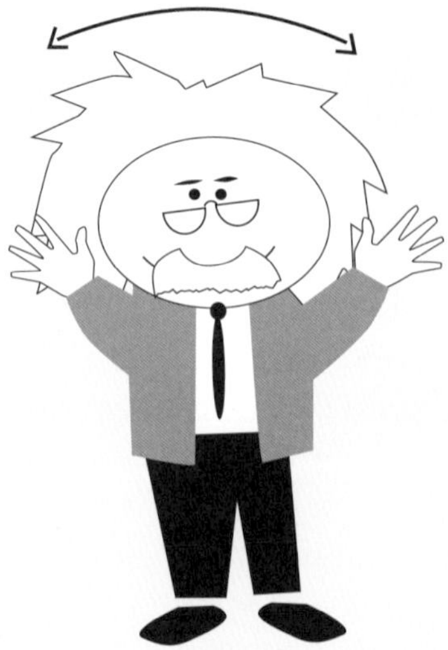

- Verändern Sie die Reihenfolge von Routinehandlungen
- Gehen Sie einen anderen Weg als sonst zum Einkaufen
- Tragen Sie Ihre Armbanduhr auf der anderen Seite
- Kochen Sie mal ein chinesisches Menü für Ihre Freunde

Das fordert Ihr Gehirn und bringt Schwung in die „grauen Zellen".

8. Schreiben Sie Briefe, treffen Sie sich mit Freunden und Bekannten und tauschen Neuigkeiten aus. Auch Tratsch ist erlaubt! Soziale Kontakte sind wichtig. Lesen Sie jemandem aus der Zeitung vor.

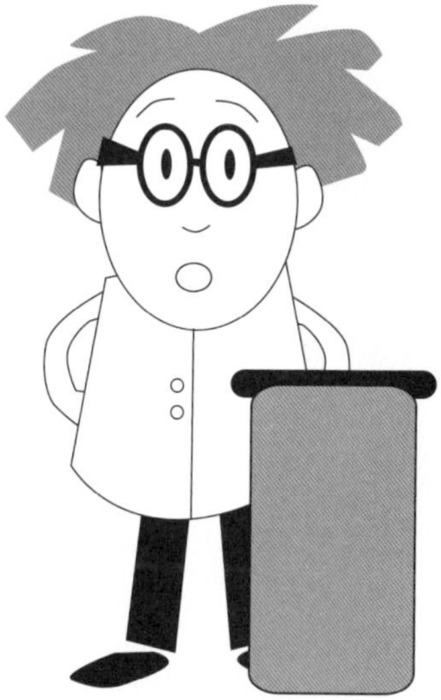

9. Besuchen Sie einen Vortrag mit einem Thema, das Sie bisher vernachlässigt haben. Ihre grauen Zellen werden es Ihnen danken. Neue Informationen lassen jede Menge neue synaptische Verbindungen entstehen, die für die Gedächtnisleistung von enormer Wichtigkeit sind (Synapsen = Verbindungen zw. Zellen zur Reizübertragung).

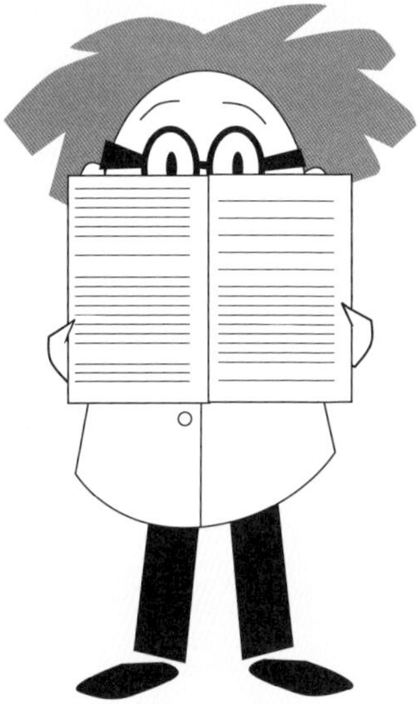

10. Tun Sie jeden Tag etwas für Ihre Gesundheit. Bewegung, frische Luft, ein vitaminreicher Cocktail. Trinken Sie viel! Mindestens zwei Liter am Tag, am besten Tee, Wasser oder verdünnte Fruchtsäfte. Verabschieden Sie sich vom Rauchen, da es Ihrem Gehirn den notwendigen Sauerstoff entzieht. Trinken Sie wenig Alkohol. Ernähren Sie sich vitaminreich. Sorgen Sie für eine gute Durchblutung durch Bewegung. Ihr Gehirn wird es Ihnen danken.

11. Führen Sie sich gute geistige Nahrung zu Gemüte, das hilft Ihrem Gedächtnis auf die Sprünge. Ein anspruchsvolles Buch, ein guter Film etc. Wer geistig fit ist, holt auch etwaige Defizite leichter wieder auf, die beispielsweise durch einen zweiwöchigen Krankenhausaufenthalt entstehen können.

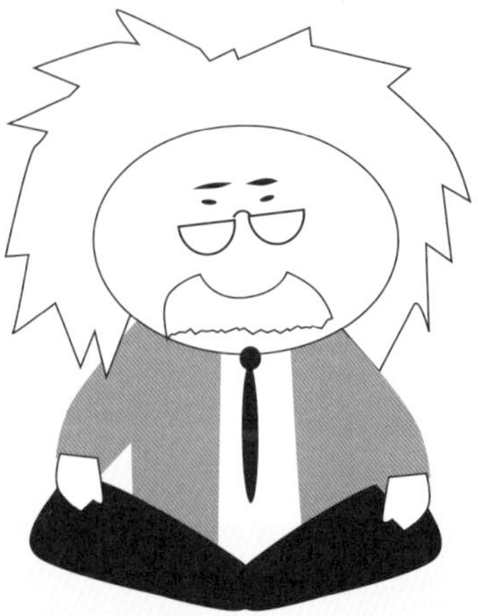

12. Vermeiden Sie Stress, oder tun Sie etwas dagegen. Stress ist ein Denkhemmer für das Gehirn. Entspannungsübungen sind eine gute Alternative.

Das Gedächtnis-ABC

Wenn Sie etwas für Ihr Gedächtnis tun möchten und wissen nicht, womit Sie beginnen sollen, nehmen Sie sich die ABC Liste und suchen sich etwas aus, oder gehen die Liste von A bis Z durch.

A
Apfel essen

B
Buch lesen

C
Cha Cha Cha tanzen lernen

D
Drachen steigen lassen

E
Erinnerungen (schöne!) pflegen

F
Feinschmeckermahl kochen

G
Gedächtnis trainieren

H
Himmel anschauen

I
Informationsflut die Stirn bieten

J
Joggen

K
Kreuzworträtsel

L
Liebesbriefe schreiben

M
Memory spielen

N
Nachdenken

O
Organisieren

P
Fantasie beflügeln

Q
Quellen suchen

R
Radeln

S
Sprachen lernen

T
Traumreisen unternehmen

U
Umwelt schützen

V
Verabredungen treffen

W
Wasser trinken

X
Xylophon spielen

Y
Yoga kennenlernen

Z
Zahlen merken

Tipps für ein besseres Namensgedächtnis

Genau zuhören, wenn der Name genannt wird!

Wenn Sie den Namen schon akustisch nicht verstehen, können Sie ihn sich auch nicht merken! Merken kann man sich nur, was über die Sinne aufgenommen wurde.

Lassen Sie sich im Zweifelsfall den Namen noch einmal nennen und sprechen Sie ihn nach. Wiederholen Sie den Namen in Gedanken und sprechen Sie die Person ganz bewusst mit dem Namen an.

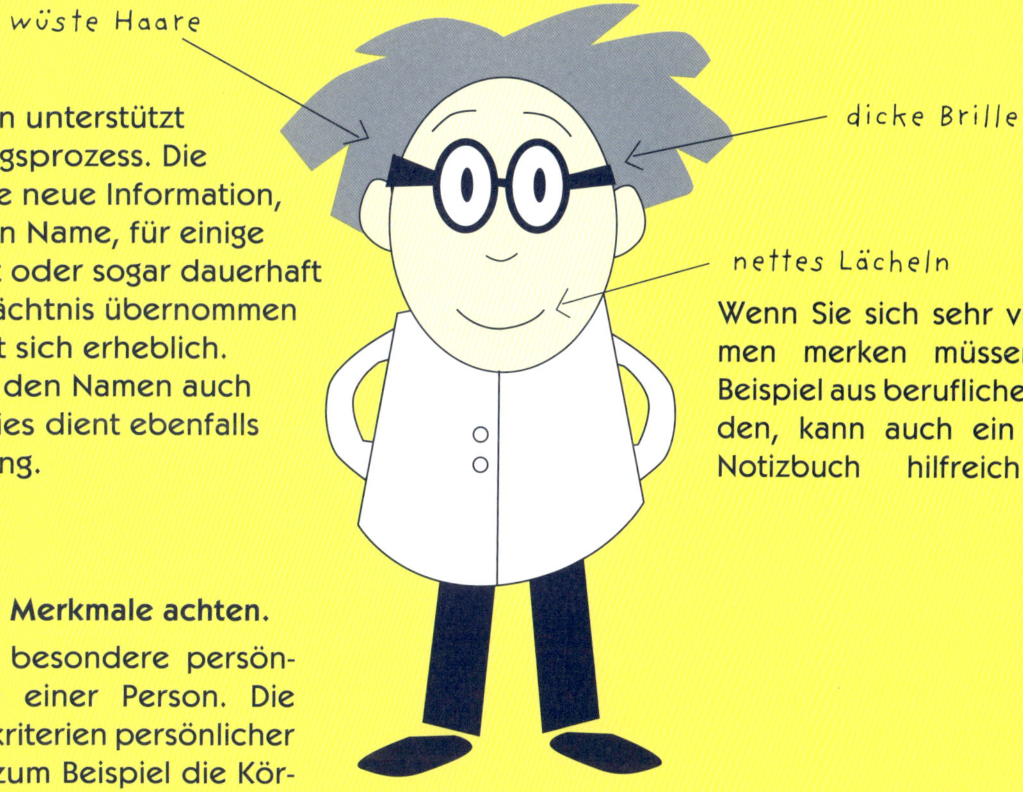

Das Wiederholen unterstützt den Speicherungsprozess. Die Chance, dass die neue Information, in diesem Fall ein Name, für einige Zeit gespeichert oder sogar dauerhaft ins Langzeitgedächtnis übernommen wird, vergrößert sich erheblich. Sie können sich den Namen auch aufschreiben, dies dient ebenfalls der Wiederholung.

Wenn Sie sich sehr viele Namen merken müssen, zum Beispiel aus beruflichen Gründen, kann auch ein kleines Notizbuch hilfreich sein.

Auf persönliche Merkmale achten.

Achten Sie auf besondere persönliche Merkmale einer Person. Die Wahrnehmungskriterien persönlicher Merkmale sind zum Beispiel die Körpergröße, die Frisur, die Haarfarbe, die Augen, die Figur, die Stimme, der Dialekt etc. Weitere Merkmale können ebenfalls eine auffällige Brille, Uhr oder Schmuck sein. Vielleicht fällt Ihnen sogar eine Tätowierung ins Auge.

Wenn Sie sich an den Namen einer Person erinnern wollen, dann müssen Sie ihr auch Beachtung schenken.

Bildhafte Vorstellung

Stellen Sie eine Verbindung zwischen dem Merkmal und dem Namen der Person her.
Eine Dame heißt z. B. Walz und ist eher klein und zierlich. Stellen Sie sich vor, wie Sie mit dieser Dame Walzer tanzen und sie regelrecht über das Parkett schwebt.

Eine Eselsbrücke schaffen z. B. mit Frau Münzer, Sie sehen sie vor sich, wie sie Geldmünzen prägt und diese in ihrer Tasche klimpern.

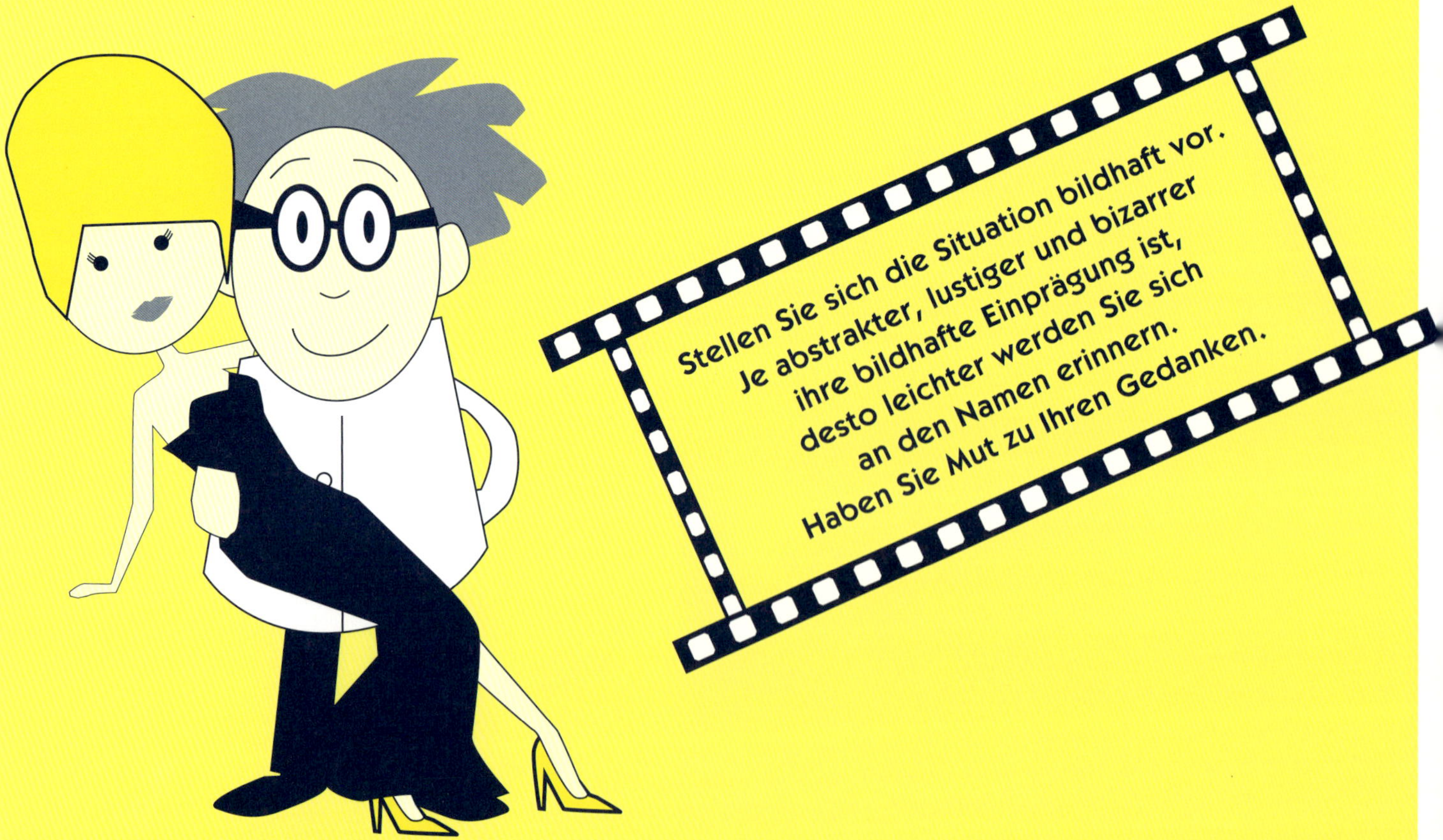
Stellen Sie sich die Situation bildhaft vor.
Je abstrakter, lustiger und bizarrer
ihre bildhafte Einprägung ist,
desto leichter werden Sie sich
an den Namen erinnern.
Haben Sie Mut zu Ihren Gedanken.

Emotionen

Ein weiterer nicht zu unterschätzender Faktor ist, ob Sie sich für die Person interessieren, die Ihnen vorgestellt wurde bzw. die Sie kennengelernt haben. Emotionen, ob positiv oder negativ, spielen eine enorme Rolle beim Aufnehmen von neuen Informationen. Wenn Ihnen jemand unsympathisch ist, wollen Sie sich den Namen vielleicht gar nicht merken. Der Name erinnert Sie evtl. an einen Lehrer aus der Schulzeit, mit dem Sie sich nicht gut verstanden haben. Diese negative Assoziation geschieht völlig unbewusst.

Ärgern Sie sich nicht

Wenn Sie trotz aller Mühen einen Namen vergessen haben, ärgern Sie sich nicht! Sagen Sie sich: „Der fällt mir später sicher wieder ein."
Wenn nichts mehr hilft, helfen immer noch Charme und Humor. Verzweifeltes Suchen bringt Sie nicht weiter. Stress ist ein Denkhemmer für das Gehirn. Er blockiert das Denkvermögen und dann geht ohnehin nichts mehr.

Probieren Sie es mal auf Japanisch

Übernehmen Sie den japanischen Brauch, die Visitenkarte eines neuen Geschäftspartners oder eines neuen Bekannten nicht einfach in die Jackentasche zu stecken, sondern diese in dessen Beisein sofort aufmerksam zu lesen.

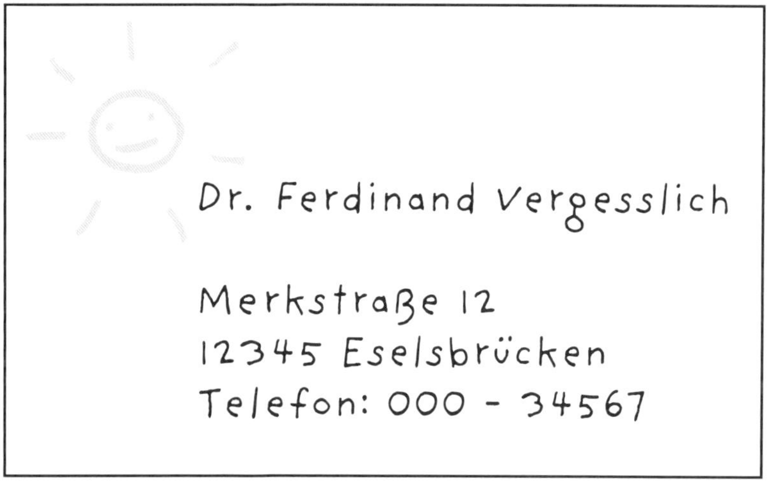

Machen Sie sich zu dem Namen wieder ein kleines Bild oder lassen Sie sich von Ihrem Gegenüber eine Eselsbrücke nennen, wie man sich dessen Namen besser merken kann. Viele Menschen haben oft schon eine Eselsbrücke für ihren eigenen Namen parat, damit man ihn besser versteht und ihn sich auch dauerhaft leichter einprägen kann.
Ihr Namensgedächtnis wird sich verbessern, wenn Sie Interesse an der Person haben und sich bewusst bemühen.

Tipps für ein gutes Zahlengedächtnis

1 2 3 4 5 6 7 verflixt, wo ist meine Geheimnummer geblieben?

Eselsbrücken für Zahlen sind sehr hilfreich. Diese Merkhilfen müssen Sie sich jedoch selbst schaffen, da eigene Assoziationen viel besser im Gedächtnis bleiben als bereits vorgegebene Merkhilfen.

Die Merkhilfe, mit der Sie sich Ihre Zahlen merken möchten, braucht nur für Sie eine Bedeutung zu haben, für niemanden sonst. Lassen Sie Ihre Fantasie spielen. Wenn Sie so etwas bisher nicht gemacht haben, wird es Sie ein bisschen Mühe kosten. Doch mit etwas Übung fallen Ihnen sicher genügend Assoziationen ein. Achten Sie auch einmal auf den Rhythmus, in dem Sie eine Telefonnummer sagen z. B. 930 562 jemand anderes würde vielleicht sagen 93 05 62 das hört sich ganz anders an und prägt sich dementsprechend auch anders ein.

Hier einige Anregungen, sicher kommt Ihnen beim Durchlesen noch die eine oder andere Idee.

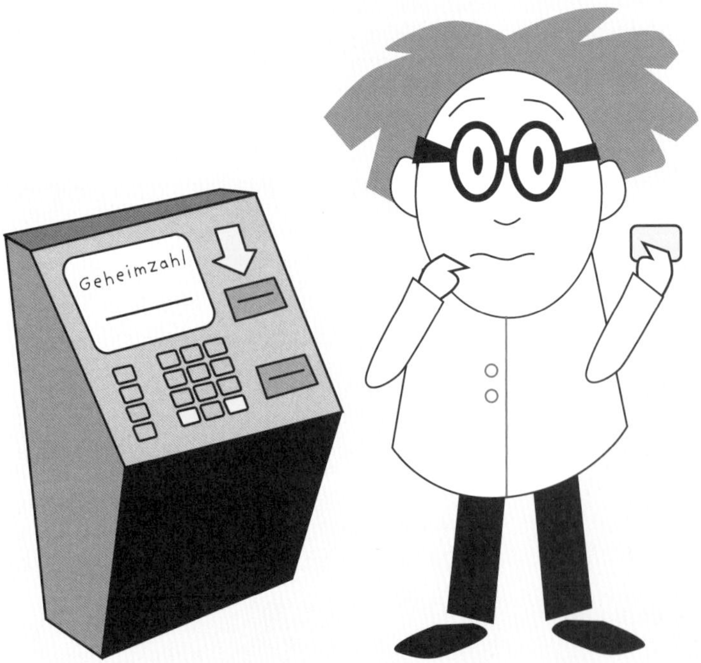

Hat beispielsweise Ihre Bankkarte die Geheimnummer 9934 können Sie sich folgende Merkhilfe schaffen:

9934 lässt sich besser merken, wenn Sie die Zahl mit einer Leerstelle vor sich haben: also 99 34

99 ist nur eins weniger als hundert und vielleicht sind Sie ein 34er Jahrgang.

Eventuell denken Sie auch an 99 Luftballons, die Sie an Ihrem Hochzeitstag, den 3.4., steigen lassen möchten.

Achten Sie darauf, ob in Ihrer Geheimzahl, Telefonnr. usw. eine Kleider- oder Schuhgröße, bzw. ein Geburtstag oder der Hochzeitstag vorkommen.

Je abstrakter oder lustiger Ihre Eselsbrücken sind, desto besser lassen sich die Zahlen merken.

Die Telefonnummer 920562 lässt sich zum Beispiel folgendermaßen merken:

9 Kegelbrüder fahren mit 2 Autos und 0 Geld,
5 Tage und 6 Stunden zum Kegelwettbewerb.
Das klingt alles sehr **2**felhaft.

Es gibt Wörter, in denen Zahlen bereits enthalten sind.
Diese kann man sehr gut als Merkhilfen für Zahlen einsetzen.

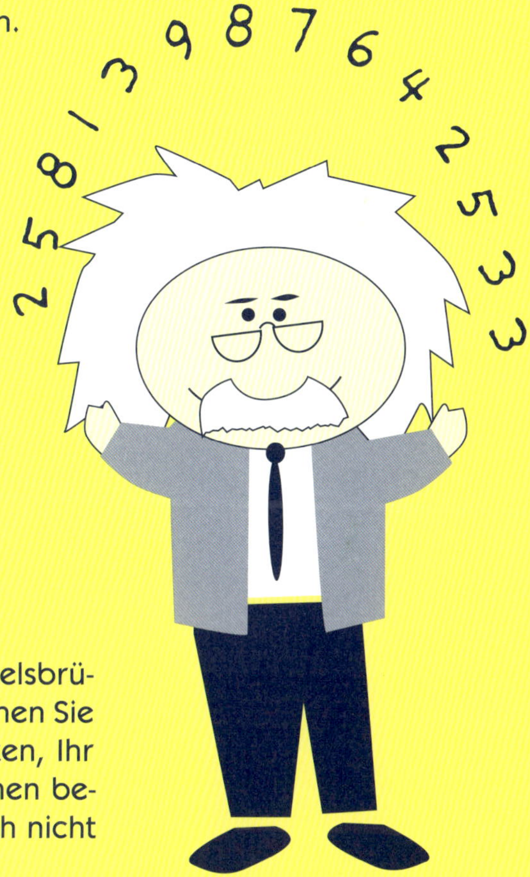

Beispiel:
Die **0** ist im Sch**null**er enthalten
Die **1** könnte für **Eins**icht stehen
Die **2** könnte die Stadt **Zwei**brücken sein.
Die **3** ein **Drei**rad
Die **4** ein **Vier**tel (Wein)
Die **5** der **Fünf**uhrtee
Die **6** ein **Sechs**er im Lotto
Die **7** die **Sieben**gescheiten
Die **8** eine **Acht**erbahn
Die **9** könnte ein **Neun**malkluger sein
Die **10** das **Zehn**fingersystem beim Tippen
Die **11** ist die **Elf**enbeinküste
Die **12** ist der **Zwölf**fingerdarm

Mit diesen Zahlenwörtern lassen sich ebenfalls sehr gute Eselsbrücken bauen. Probieren Sie es aus. Spaß soll es machen. Lachen Sie ruhig über Ihre eigenen lustigen Einfälle. Sie werden merken, Ihr Gehirn speichert mühelos Dinge, die mit positiven Emotionen besetzt sind. Kein Einfall kann zu verrückt sein, als dass es sich nicht lohnt, ihn als Merkhilfe zu benutzen.

Beispiel: Folgende Nummer ist zu merken: **9 7 5 5 2 4**

Ein **Neun**malkluger trifft einen **Sieben**gescheiten doppelt so oft beim **Fünf**uhrtee (die 5 in der Telefonnummer kommt zweimal vor) in **Zwei**brücken, dort bestellen Sie sich ein **Vier**tel Wein.

Für alle, die gerne in Bildern denken, oder es einmal probieren möchten hier das sog. Zahlen - Bilder System:

0 = Ei
1 = Angelhaken
2 = Schwan
3 = Dreirad
4 = Stuhl
5 = Hand
6 = Jojo
7 = Fähnchen
8 = Sanduhr
9 = Schlange
10 = Zehn Euro Schein
11 = Fußballmannschaft

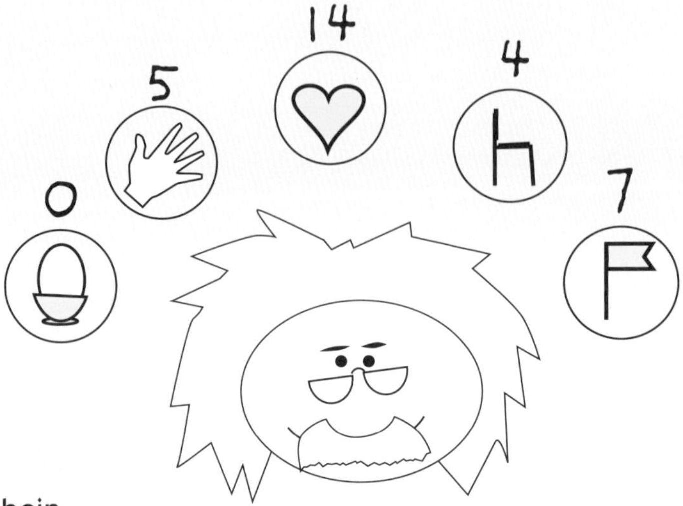

12 = Geisterstunde
13 = Hotelzimmertür mit der Nr. 13
14 = Herz zum Valentinstag
15 = Ritterrüstung mit 15 kg
16 = Teenager
17 = Führerschein
18 = Goldbarren 18 Karat Gold
19 = Sandmännchen
20 = Abendschau 20 Uhr

Notieren Sie sich nun Ihre Telefonnummer dann setzen Sie die Telefonnummer in Bilder um.

Z. B. 2 8 3 9 4
In Bildern gesprochen: Schwan – Sanduhr – Dreirad – Schlange – Stuhl

Als Minimerkgeschichte:
Ein Schwan trägt eine Sanduhr,
fährt mit dem Dreirad,
sieht eine Schlange
und fährt vor Schreck gegen einen Stuhl.

Versuchen Sie es in beide Richtungen, Zahlen in Bilder umsetzen, Bilder in Zahlen. Viel Spaß beim Trainieren von Telefonnummer, EC–Karten Nummern u.a.

Trainieren Sie Ihre Merkfähigkeit

Versuchen Sie sich diesen schönen Spruch einzuprägen. Als Merkhilfe dienen Ihnen die verschiedenen Handbewegungen. Lächeln Sie dabei!

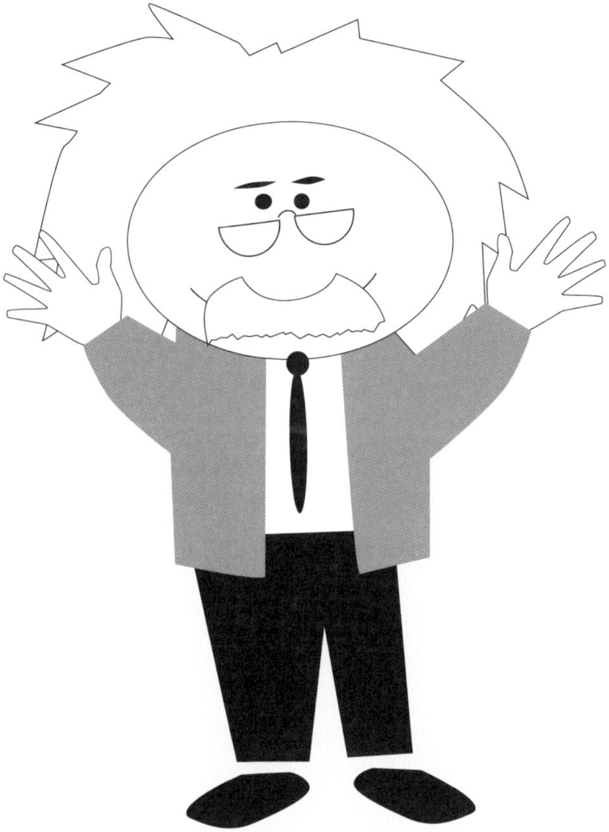

Der die Erde schuf
(Sie formen mit beiden Händen eine Weltkugel)

und die Sonne lenkt,
(Sie führen die rechte Hand langsam nach rechts oben)

der den Samen gibt
(Sie „streuen" mit beiden Händen Samenkörnchen auf die Erde)

und die Ernte schenkt,
(Sie öffnen beide Hände nach außen, die Handflächen zeigen nach oben)

der uns schmecken lässt
(Sie reiben sich mit beiden Händen den Bauch, wie nach einem guten Essen)

seine Freundlichkeit,
(Sie legen Ihre Zeigefingerspitzen beim Lächeln an die Mundwinkel)

dem sei Dank für alle Zeit!
(Hier ist Ihre Fantasie gefragt. Sicher finden Sie eine passende Handbewegung)

Wie man sich Texte besser merken kann

Sie kennen sicher die Situation: Sie lesen ein Buch oder einen Text und wenn Sie das Gelesene weglegen, können Sie sich kaum oder gar nicht daran erinnern was Sie eigentlich gelesen haben. Hier einige Tipps, wie es Ihnen gelingt, sich die Textinhalte besser zu merken.

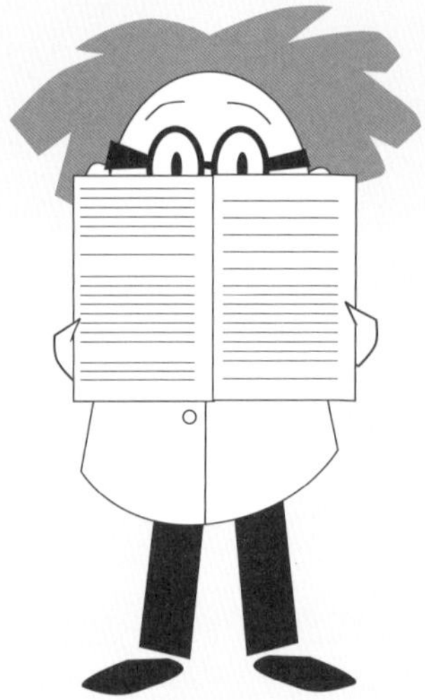

✓ Flott durchlesen – nicht an Einzelheiten **kleben** bleiben – Störquellen ausschalten. Radio, Fernsehgerät..........

✓ Nach Überschriften, Wortgruppen, Schlüsselwörtern, Fettgedrucktem, Eingerahmtem **suchen**

✓ Sich den Text bildhaft vorstellen – versuchen einen **roten Faden** zu finden – was ist das Wesentliche an diesem Text, was sind nur Füllwörter

✓ Beim ersten **Überfliegen** des Textes schon versuchen, den Inhalt zu erfassen. Was ist hängen geblieben?

✓ **Sparsames Unterstreichen** der wichtigsten Wörter, **Herausschreiben** der zentralen Begriffe

✓ Sich **Fragen** zum Text stellen – eine eigene **neue Überschrift** erfinden!

✓ Zusammenfassung in **eigenen Worten**, am besten mit einem Partner, sonst vor dem Spiegel, jemandem von dem Buch bzw. Text erzählen

✓ **Skizze** anfertigen, den Text von **linear** in eine **gehirnfreundliche** Form übertragen (Mind Map mit kleinen Skizzen und Bildern), farbiges Papier benutzen, von Hoch- auf Querformat übertragen

✓ **Rechtzeitiges Wiederholen** z. B. bei einem Text für die Schule. Der Lernstoff hat sonst keine Chance ins Langzeitgedächtnis zu gelangen! (Am Besten den Text **täglich** kurz durcharbeiten)

✓ Vor dem **Schlafen** gehen noch mal in Ruhe durchlesen

Tipps und Tricks zum Vokabeln lernen

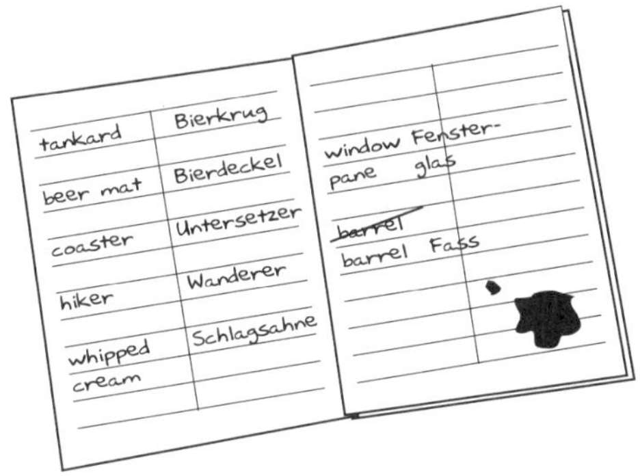
tankard
Bierkrug
beer mat
Bierdeckel
coaster
Untersetzer
hiker
Wanderer
whipped cream
Schlagsahne
window pane
Fenster-glas
barrel
barrel
Fass

Eine Fremdsprache zu lernen ist immer eine Bereicherung. Damit es auch Freude macht, hier einige Tipps und Tricks zum leichteren Lernen und besseren Behalten von Vokabeln.

Generell gilt:
Nutzen Sie viele unterschiedliche Möglichkeiten sich eine neue Fremdsprache anzueignen: Schule, Abendkurse, CDs, Kassetten, Filme, Bücher, eine Lernkartei mit Kärtchen und das Internet bieten viel Abwechslung.

Vermeiden Sie lange Lernpausen. An dem Tag, an dem neue Wörter gelernt wurden, spätestens aber am nächsten Tag sollten diese wiederholt werden.

Danach Lernpausen von mehr als zwei Tagen vermeiden, da das Gehirn die neuen Vokabeln sonst als unwichtig aussortiert, da sie ja nicht benutzt werden. Wichtige Informationen am besten am 1., 3., 7., 11., 14., Tag usw. wiederholen.

Wenn Sie z. B. immer am Montag Ihren Italienischkurs haben und erst am darauffolgenden Sonntag wieder Ihre Vokabeln anschauen, ist ein wesentlicher Teil der Wörter schon vergessen und Sie müssen einen Großteil der Energie wieder dafür verwenden, die alten Vokabeln zu wiederholen und zu lernen (suchen und kramen), obwohl am nächsten Tag bereits Neue dazukommen. So entsteht schnell eine Frustsituation, da sich der Lernstoff anhäuft und zu umfangreich wird. Hätten Sie gleich am Dienstagabend die Wörter wiederholt, wäre die Erinnerung besser gewesen.

Das bildliche Vorstellungsvermögen, bei dem die rechte Hirnhälfte aktiviert wird, ist sehr hilfreich beim Lernen einer Fremdsprache.

Auf den nächsten Seiten sehen Sie eine Liste von italienischen und englischen Wörtern mit entsprechenden Eselsbrücken und Sie werden feststellen, wie leicht es sein kann, sich neue Vokabeln zu merken.

Italienischvokabeln mal ganz anders lernen

lo spazzacamino – der Kaminkehrer
Ein Spaziergang auf dem Kamin

la fata – die Fee
Sie sehen eine Fee in einer Fatamorgana

lo scontrino - der Kassenbon
Wir bekommen Skonto für das Rhinozeros

il cruciverba - das Kreuzworträtsel
Das ist eine Crux mit den Verben

la mano – Hand
Wir heben mahnend die Hand

lo sciopero – der Streik
wir können nicht zum Shoppen gehen

lo spazzino – der Straßenkehrer
Ein Spaziergang im Ort auf der Straße

il lavoro – die Arbeit
Im Labor wird gearbeitet

il luogo – der Ort
Wir lugen um die Ecke

la lavatrice – die Waschmaschine
Lava dringt aus jeder Ritze

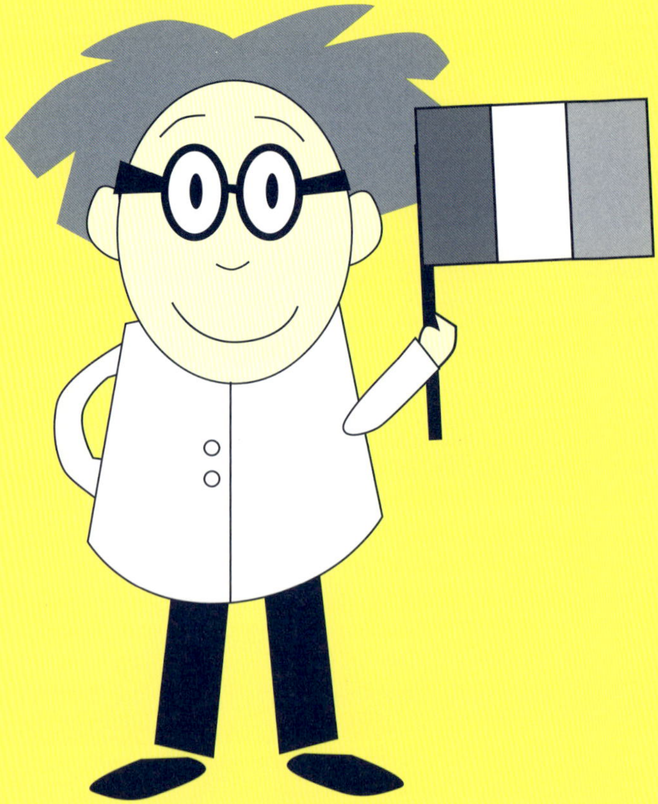

Englischvokabeln mal ganz anders lernen

tankard – Bierkrug
Der Tankwart hat einen Bierkrug

beer mat – Bierdeckel
Ein Bier steht auf einer Matte

coaster – Untersetzer
Hört sich an wie Toaster – ein Untersetzer
z. B. aus Pappdeckel in Toastform

hiker – Wanderer
Hicks! Ein Wanderer mit Schluckauf

whipped cream – Schlagsahne
Wir wippen mit der Sahnecrémetorte

window pane – Fensterglas
Der Wind ohne Panne

barrel – Fass
Bären im Fass

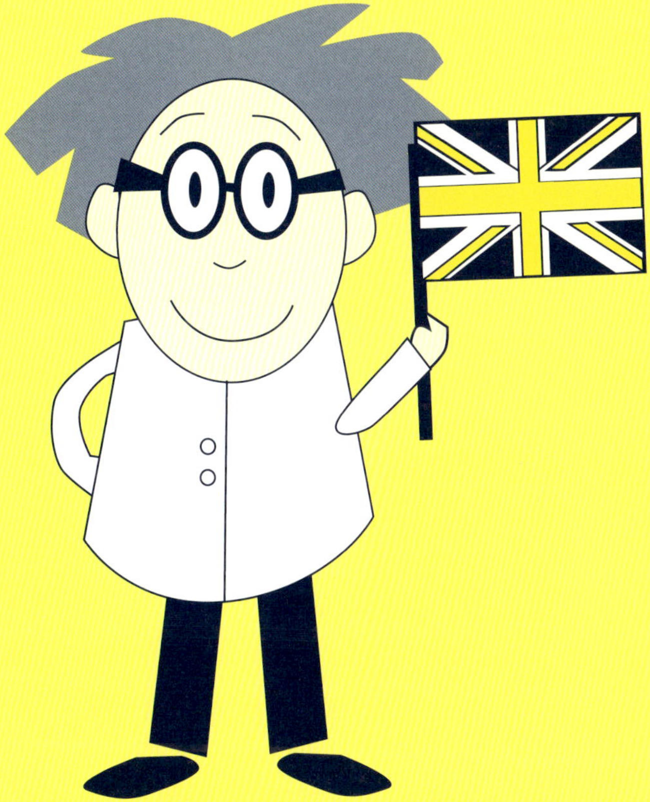

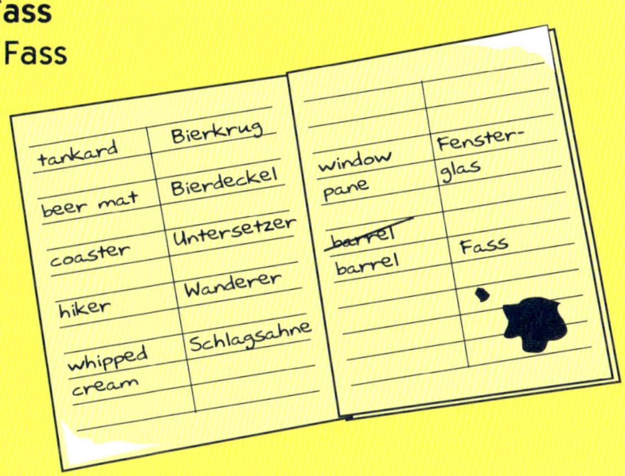

Probieren Sie es doch einfach einmal aus, das ist natürlich nicht die einzige Methode um eine Fremdsprache zu lernen, aber mit Hilfe von Karteikarten oder CDs und natürlich der entsprechenden Motivation macht das Lernen mehr Spaß!

Wie garantiert nichts aus Ihrem Gedächtnistraining wird!

Mit folgenden Gedanken und Einstellungen stehen Sie einem guten Gedächtnis erfolgreich im Weg.

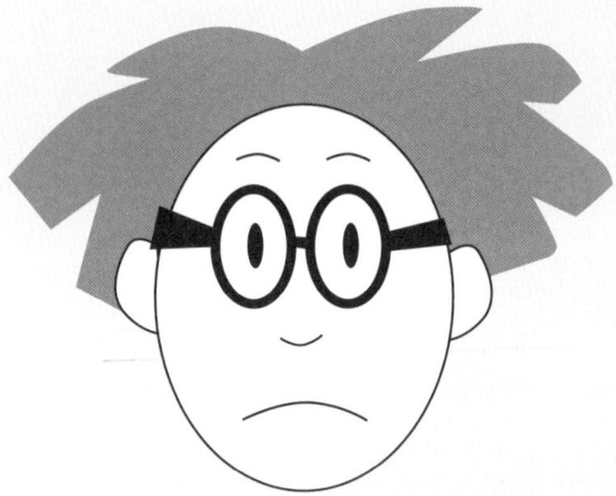

☹ Mein Gedächtnis ist wie ein Sieb

☹ Die Informationsflut erschlägt mich

☹ Ich vergesse Vieles

☹ Früher war mein Gedächtnis besser

☹ Ich habe Angst, mich zu blamieren

☹ Ich werde eben alt, da kann man nichts machen

☹ Mein Namensgedächtnis war schon immer schlecht

☹ Für Zahlen habe ich ohnehin keinen Sinn

☹ Mein Kurzzeitgedächtnis war noch nie besonders gut

☹ Ich kann mich nicht mehr so gut konzentrieren

☹ Andere in meinem Alter sind geistig viel fitter als ich

☹ Mir fehlt die Zeit für meine eigentlichen Interessen

☹ Ich kann mir Neues nicht mehr so gut merken

☹ Das kann ich nicht!

Das hört sich schon viel besser an!

Positive Lerneinstellungen helfen Ihnen auf dem Weg zu einem besseren Gedächtnis.

☺ Im Urlaub tue ich auch immer etwas für die Allgemeinbildung

☺ Ich besuche ab und zu interessante Vorträge

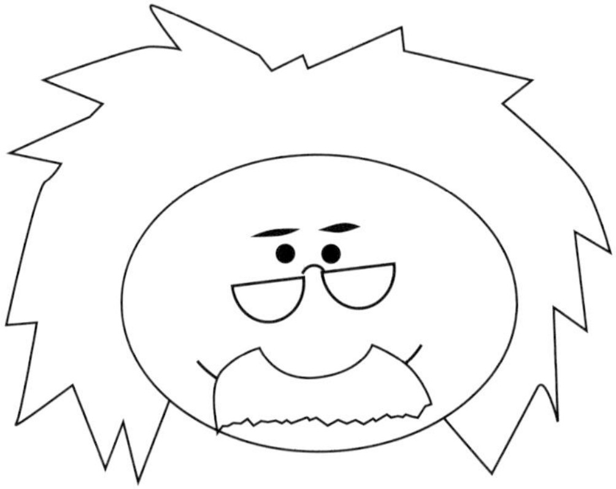

☺ Ich habe Interesse an neuen Dingen

☺ Ich kann mich gut auf eine Sache konzentrieren

☺ Ich lese gerne mal eine anspruchsvolle Lektüre

☺ Kreuzworträtsel habe ich schon immer gerne gelöst

☺ Ich kann gut malen, reden, rechnen, erzählen etc.

☺ Ein Italienischkurs an der Volkshochschule würde mir Spaß machen

☺ Ich knüpfe gerne neue Kontakte

☺ Ich habe Energie

☺ Auch kleine Fortschritte bringen mich weiter

☺ Ich ärgere mich nicht, wenn mir ein Wort oder ein Name nicht gleich einfällt

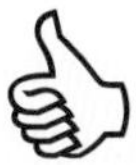

Ja! Das mach ich!

Tun Sie mal wieder etwas für den Körperteil zwischen den beiden Ohren

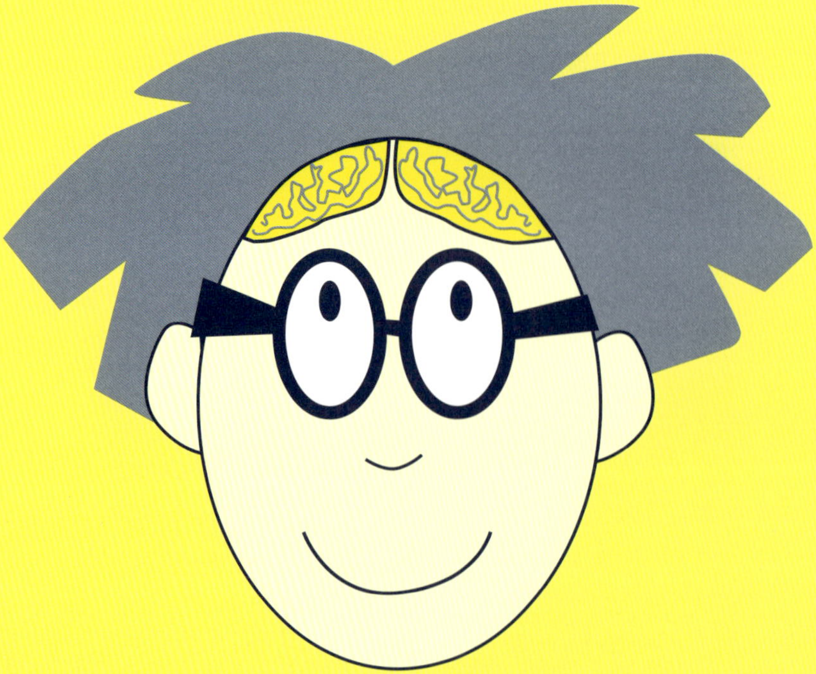

Geistig fit – so geht´s auch!

- ✓ Drei wichtige Handynummern auswendig lernen
- ✓ Logicals lösen (gibt es im Zeitschriftenhandel)
- ✓ Einen Malkurs besuchen
- ✓ Ein neues Starkochrezept ausprobieren
- ✓ Mal wieder ins Theater gehen
- ✓ Mit den Kindern Memory spielen – und gelassen verlieren können
- ✓ Ein schönes Gedicht lernen
- ✓ Ein Lied singen, auch die zweite und die dritte Strophe!
- ✓ Beten oder Meditieren
- ✓ Briefe schreiben – mit der Hand
- ✓ Mit der Nachbarin mal wieder ganz ausführlich Ratschen
- ✓ Servietten zu kleinen Kunstwerken falten für die nächste Familienfeier
- ✓ Sich eine Photovoltaikanlage erklären lassen
- ✓ Mit anderen ins Kino gehen und danach angeregt über den Film reden
- ✓ Bunte Socken stricken
- ✓ Sich den Namen der netten Verkäuferin aus der Bäckerei merken
- ✓ Am Abend im Bett den Tagesablauf noch einmal Revue passieren lassen, jedoch rückwärts. D. h. Sie beginnen mit dem was Sie zuletzt gemacht haben und enden gedanklich beim Frühstück. Vergegenwärtigen Sie sich die positiven Dinge dieses Tages und schlafen Sie mit guten Gedanken ein.

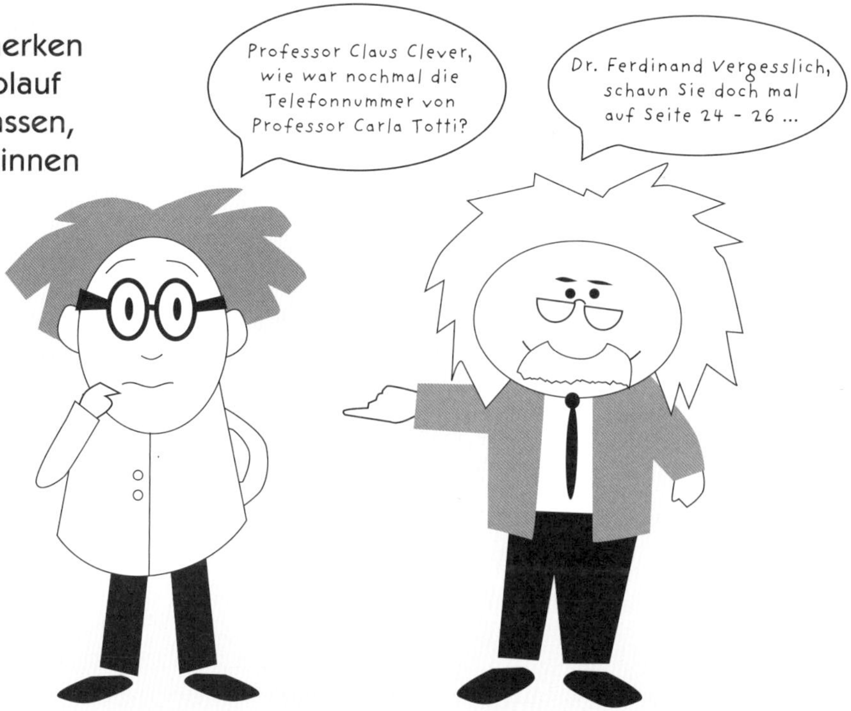
Professor Claus Clever, wie war nochmal die Telefonnummer von Professor Carla Totti?
Dr. Ferdinand Vergesslich, schaun Sie doch mal auf Seite 24 - 26 ...

Bilderverknüpfung mit der Geschichtentechnik

Auf der folgenden Seite finden Sie 18 verschiedene Bilder. Versuchen Sie, aus den Bildern in der vorgegebenen Reihenfolge eine Geschichte zu erfinden.
Haben Sie Mut zu Ihren Gedanken!

Je lustiger und abstrakter, je schräger und verrückter Ihre Geschichte wird, desto leichter wird Sie sich Ihnen einprägen und auch abrufbar sein.

Sie könnten z. B. so beginnen:
Ich lese ein Buch und trinke dabei eine Tasse Kaffee, leider verschütte ich den Kaffee ausgerechnet auf das Buch. Damit man es nicht merkt, schneide ich die fleckige Seite heraus, in diesem Moment klingelt das Telefon............

Wenn Sie alle Bilder durch eine Geschichte verknüpft haben, decken Sie die Seite ab. Versuchen Sie nun, sich an die einzelnen Bilder in der richtigen Reihenfolge zu erinnern. Sie können diese Übung auch zu zweit oder mit mehreren Personen machen. Fragen Sie sich gegenseitig ab!

Sollte Ihnen diese Übung anfangs Mühe bereiten, so beginnen Sie mit weniger Bildern. Zum Beispiel nur die ersten beiden Reihen. Lassen Sie sich nicht entmutigen. Aller Anfang ist schwer. Aber es lohnt sich!

Diese Übung schult Fantasie und Kreativität.
Sie erhöht die Konzentrationsfähigkeit und verbessert Ihr Kurzzeitgedächtnis.

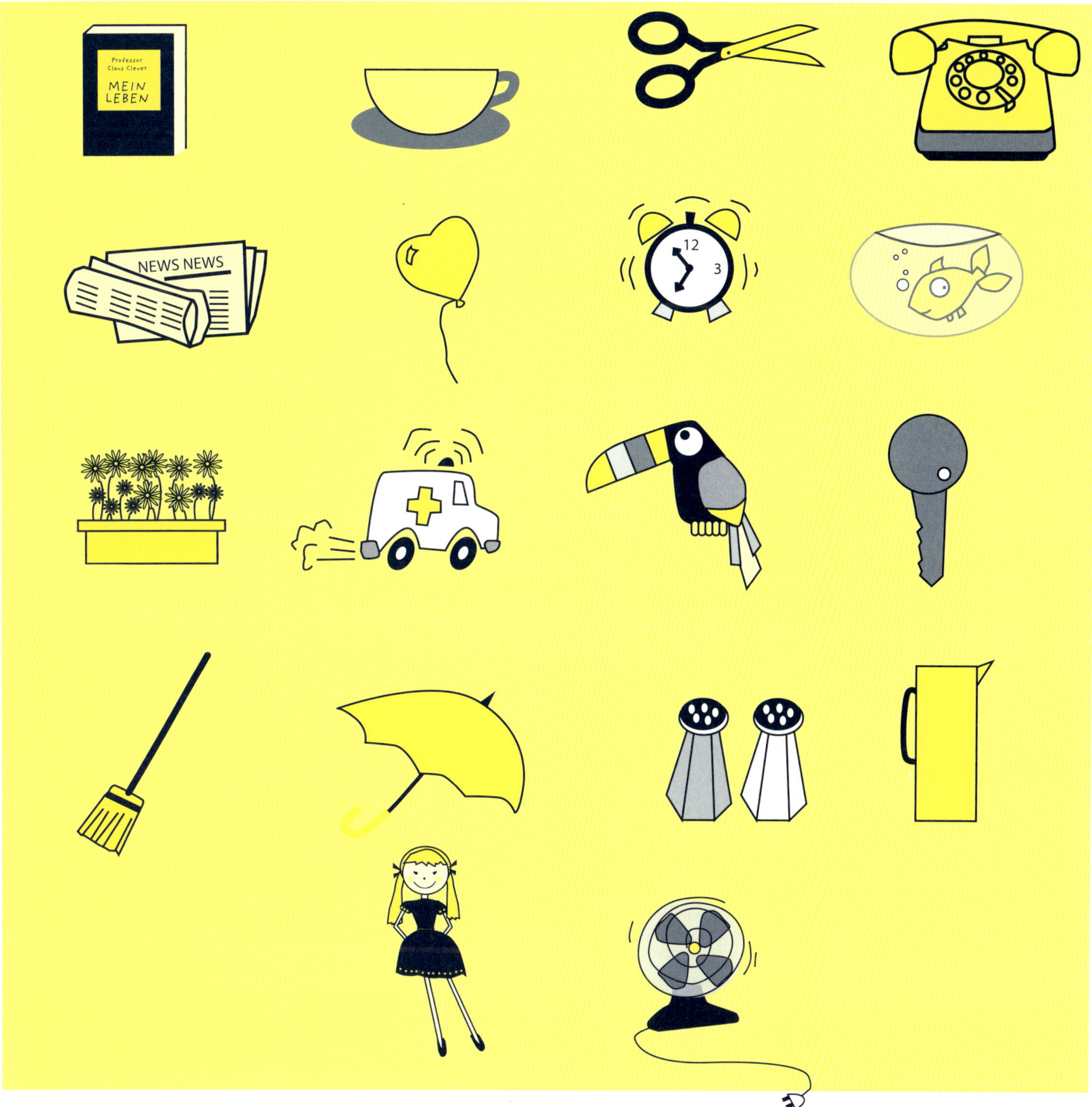
Professor
Claus Clever
MEIN
LEBEN
NEWS NEWS
12
3

Fit im Kopf – Aufgabe

Lesen Sie die folgende Einkaufsliste aufmerksam durch. Es ist wichtig, dass Sie sich jeden Artikel im Geiste bildhaft vorstellen. Versuchen Sie die 20 Einkaufsartikel mittels der Loci Technik (siehe nächste Seite) und der Geschichtentechnik zu verbinden.

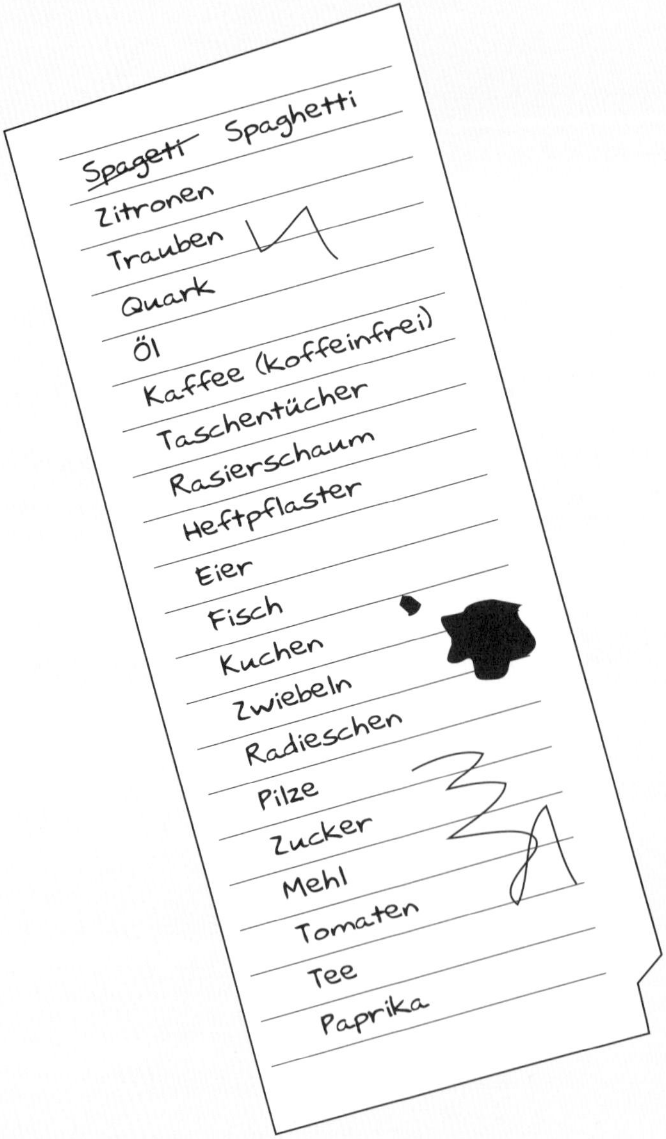

Informationen abspeichern mit der berühmten Loci - Methode

Wenn Sie versuchen würden, sich zwanzig Begriffe innerhalb von 2 – 3 Minuten in der richtigen Reihenfolge einzuprägen, ohne eine Merktechnik anzuwenden, so ist dies schwierig.
Mit der sog. Loci Methode (Loci = locus der Ort) lassen sich Begriffe leichter merken. Mit einiger Übung kann die Anzahl der Wörter gesteigert werden.

Legen Sie die Gegenstände der Einkaufsliste von der vorhergehenden Seite gedanklich auf Ihrem Körper ab.

> **Ihre Haare sind glatt und lang wie Spaghetti.**
> **Als Ohrringe tragen Sie gelbe Zitronen, als Halsschmuck haben Sie eine Kette aus blauen Weintrauben.**
> **Auf Ihren Schultern haben Sie einen Sonnenbrand und behandeln ihn mit Quark. Ihren Bauch reiben Sie mit Öl ein und in der rechten Hosentasche (Ihre Tasche hat die Form eines Kaffeefilterpapieres) befindet sich wohlriechender Kaffee. Mit der linken Hand winken Sie mit den Taschentüchern einem Bekannten zu. Nachdem Sie so viel gewunken haben schmerzt Ihre Hand, sie kleben ein Heftpflaster darauf und cremen sie noch zusätzlich mit Rasierschaum ein...**

Versuchen Sie nun die verbliebenen Dinge auf Ihrer Einkaufsliste gedanklich auf dem Rest Ihres Körpers zu verteilen. Nur Mut. Ein bisschen Fantasie gehört natürlich dazu, aber Sie wollen ja auch Ihre rechte Hirnhälfte in Schwung bringen. Sie werden merken, dass Sie sich die Einkaufsliste so viel besser merken können.

Diese Merktechnik kannten schon die alten Griechen und Römer.
Der Mensch kann sich an vertraute Orte sehr gut erinnern. Sie können diese Methode auch in Ihrem häuslichen Umfeld ausprobieren, indem Sie die Dinge dort an bestimmten Plätzen gedanklich ablegen.

Da Sie ihren Körper aber immer bei sich haben, bietet sich dieser als Gedächtnishilfe optimal an.
Jetzt sind Sie dran! Probieren Sie es aus!

Konzentrationstraining mit Fingerübungen

Mit folgenden Übungen können Sie etwas für Ihre geistige Leistungsfähigkeit tun, am besten **dreimal täglich.**

A Tippen Sie mit der rechten Hand diese Tippfolge:

1. Mit dem Daumen einmal das obere Glied des Zeigefingers berühren, mit dem „Tippen“ folgendermaßen fortfahren:

2.	Daumen und Mittelfinger	1 x tippen
3.	Daumen und Ringfinger	1 x tippen
4.	Daumen und kleiner Finger	1 x tippen

B Tippen Sie nun mit der linken Hand diese Tippfolge:

1.	Daumen und kleiner Finger	1 x tippen
2.	Daumen und Ringfinger	1 x tippen
3.	Daumen und Mittelfinger	1 x tippen
4.	Daumen und Zeigefinger	1 x tippen

Jetzt werden beide Tippmuster verknüpft, das heißt Sie tippen mit beiden Händen gleichzeitig. Die rechte Hand tippt also vorwärts, beginnend beim Zeigefinger bis zum kleinen Finger und die linke Hand tippt gleichzeitig rückwärts, beginnend mit Daumen kleiner Finger bis zum Daumen Zeigefinger.

Schauen Sie auch in der Literaturliste nach dem Buch **„Meister Wangs Fingerspiele“**
Dort gibt es noch viel mehr Fingerübungen.

Unterschätzen Sie solche Fingerübungen nicht!
Sie sind sehr gut für die Koordination der rechten und linken Hirnhälfte, sie erhöhen die Konzentrationsfähigkeit und fördern die Durchblutung des Gehirns.

Kleine Übungen für Zwischendurch

1. Schreiben Sie Ihren Vor- und Nachnamen in Schreibschrift auf ein Blatt Papier. Beim Schreiben versuchen Sie gleichzeitig mit dem rechten oder mit dem linken Fuß kreisende Bewegungen durchzuführen.

2. Schreiben Sie Ihren Namen rückwärts, in Spiegelschrift oder mit der linken Hand, wenn Sie Linkshänder sind dann mit der rechten Hand.

3. „Nummerieren“ Sie gedanklich Ihre Finger der rechten Hand von eins bis fünf. Der Daumen bekommt die eins, der Zeigefinger die zwei, der Mittelfinger die drei, der Ringfinger die vier, der kleine Finger die fünf. „Nummerieren“ Sie ebenso die Finger der linken Hand.

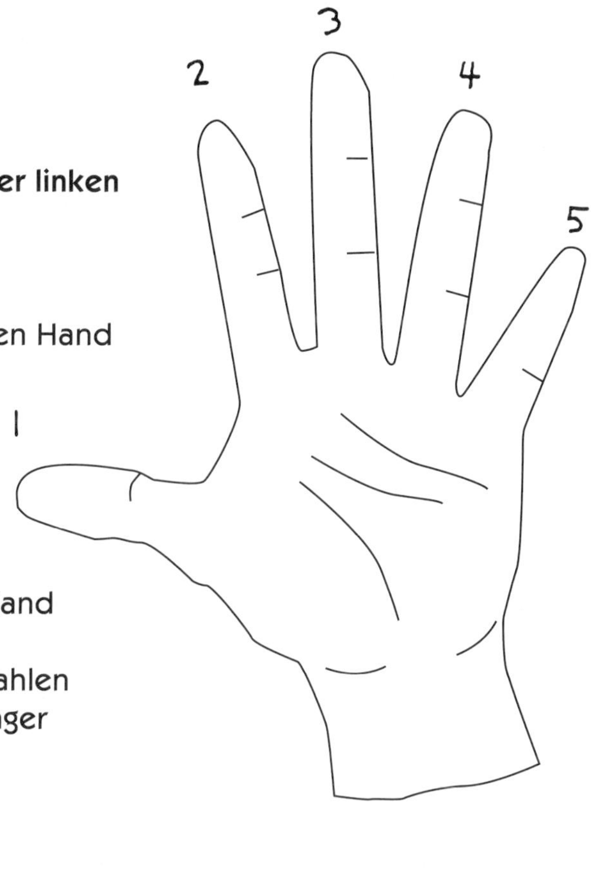

Tippen Sie nun die Fingerspitzen der rechten und der linken Hand nach folgenden Vorgaben zusammen:

Eins trifft fünf
Der rechte Daumen trifft den kleinen Finger der linken Hand

Drei trifft zwei
Der rechte Mittelfinger trifft den Zeigefinger der linken Hand

Vier trifft eins
Der rechte Ringfinger trifft den Daumen der linken Hand

Notieren Sie sich selbst einige Tippmuster mit den Zahlen von eins bis fünf und tippen die „nummerierten“ Finger dann entsprechend zusammen.

Lächeln Sie dabei!

Bringen Sie Ihre Gehirnzellen in Schwung

Mit dieser Mal- und Schreibübung bringen Sie Ihre grauen Zellen so richtig in Schwung. Zudem trainieren Sie gleichzeitig das Zusammenspiel von rechter und linker Hirnhälfte, das für ein gutes Gedächtnis unerlässlich ist. Nehmen Sie sich ein DIN A 4 Blatt, legen es quer vor sich hin und ziehen Sie in der Mitte einen senkrechten Strich. Somit haben Sie zwei Seiten zum Bemalen.

Nehmen Sie in beide Hände einen Stift, am besten Filzstifte, mit denen man ein bisschen fester aufdrücken kann.

Malen Sie nun mit **beiden Händen gleichzeitig** auf jede Seite je einen Baum, drei Blumen, zwei vierblättrige Kleeblätter und einen Igel.

Zum Abschluss schreiben Sie nun wiederum mit **beiden Händen gleichzeitig** auf jede Seite das Wort „Sommertag." Die rechte Hand schreibt wie gewohnt, die linke Hand in Spiegelschrift.

Sollten Sie Linkshänder sein, ist das Ganze umgekehrt. Als Gegenkontrolle nehmen Sie Ihr Blatt, drehen es um, und halten es gegen das Licht. Das Wort, das Sie in Spiegelschrift geschrieben haben, muss nun ganz normal zu lesen sein.

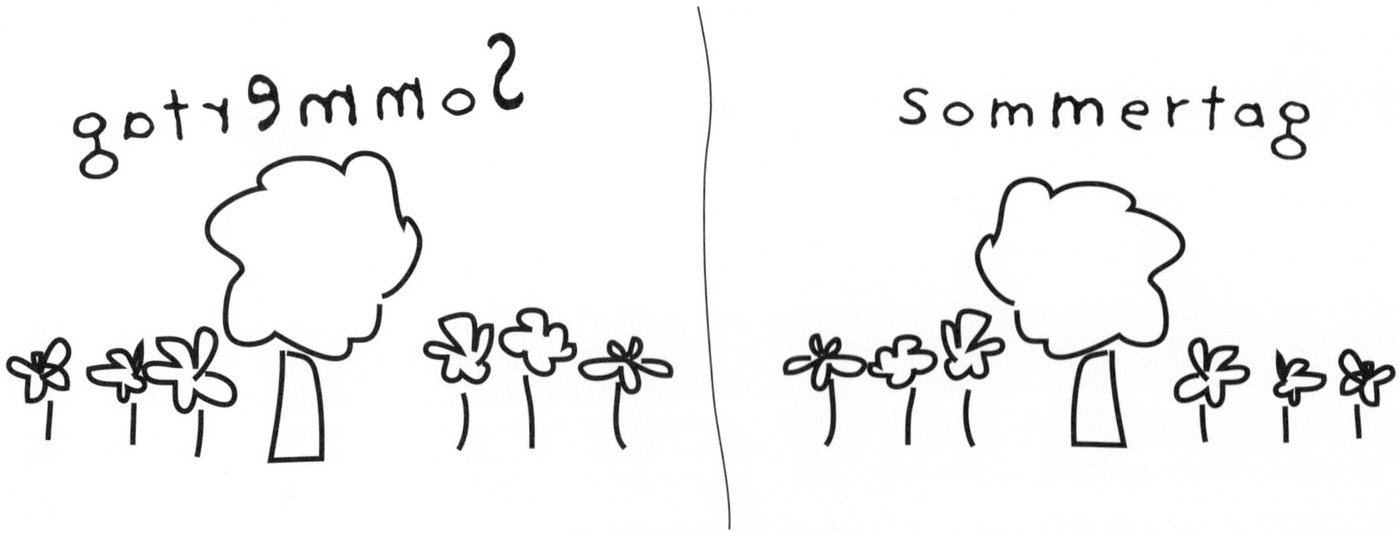

Viel Spaß beim Ausprobieren!

Wer ist der Sternekoch?

Wer von den Chefköchen ist Antonio Feinschmecker und was hat er zubereitet: Gugelhupf, Pizza oder Torte?

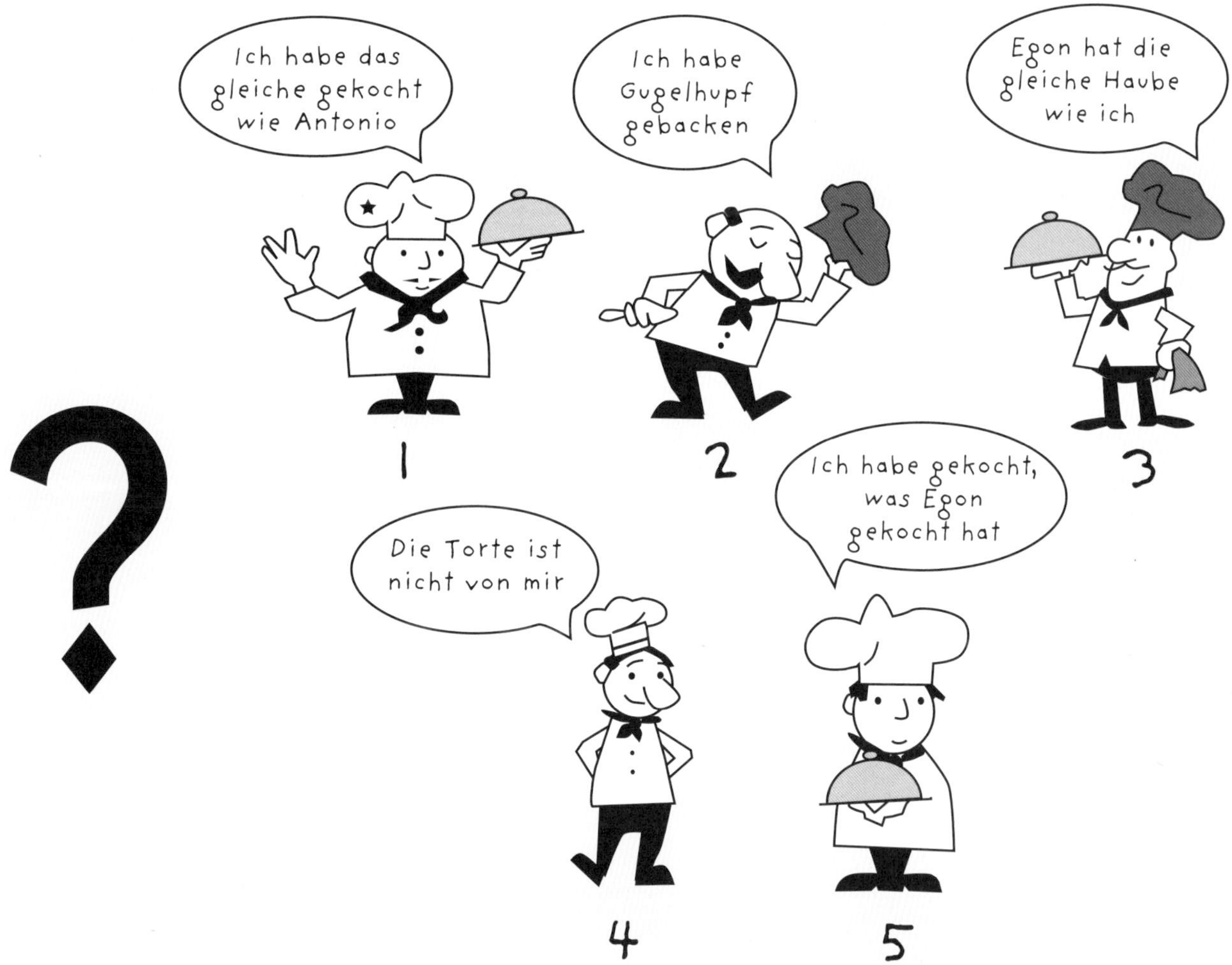
Ich habe das gleiche gekocht wie Antonio
Ich habe Gugelhupf gebacken
Egon hat die gleiche Haube wie ich
1
2
3
Die Torte ist nicht von mir
Ich habe gekocht, was Egon gekocht hat
4
5

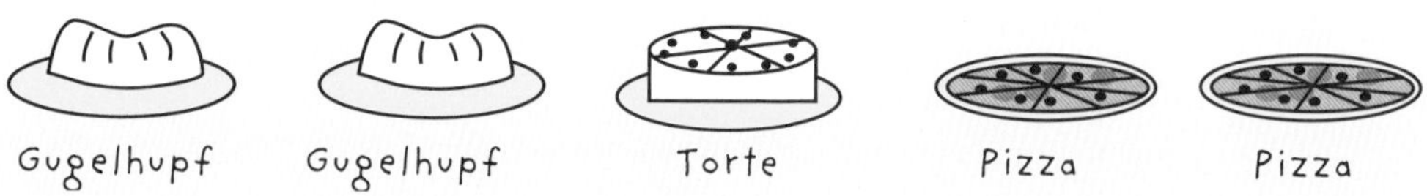
Gugelhupf
Gugelhupf
Torte
Pizza
Pizza

Ihre Fantasie ist gefragt!

Machen Sie es wie ein Schriftsteller, schreiben Sie eine Geschichte. Versuchen Sie aus den folgenden Reizwörtern eine zusammenhängende Geschichte zu schreiben.

Beachten Sie die Reihenfolge der Wörter!

Clown – Mittagessen – Eintrittskarte – Pudel – Schlafanzug – Springbrunnen – Elefant – Zirkuswagen – Dieb – Applaus

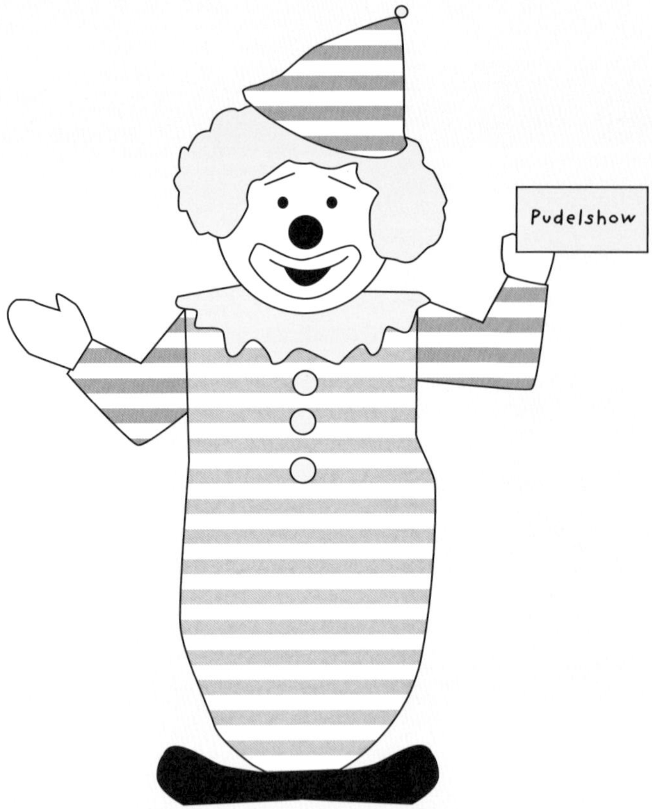

Beispiel: Der Clown findet beim Mittagessen eine Eintrittskarte für die Pudelshow. Nachdem er seinen Schlafanzug angezogen hat, hüpft er in den Springbrunnen.....usw.
Jetzt sind Sie dran!

Haben Sie Mut zur Fantasie, Sie werden merken, wie leicht sich danach alle zehn Wörter abrufen lassen. Wiederholen Sie Ihren „Roman“ noch einmal in Gedanken. Dann legen Sie das Blatt zur Seite und versuchen nun, die zehn Wörter auswendig in der vorgegebenen Reihenfolge zu wiederholen. Wenn Sie für die Übung jemanden zum Mitmachen motivieren können, macht es noch mehr Spaß.

Diese Übung schult Kreativität, Merkfähigkeit, Fantasie und Kurzzeitgedächtnis.

Finden Sie das passende Wort!

Die gesuchten Wörter sollen jeweils zwischen zwei Hauptwörtern so eingefügt werden, dass sich zwei neue, sinnvolle Wörter ergeben.

Beispiel: HAUS **TÜR** SCHLOSS
Haustür **Türschloss**

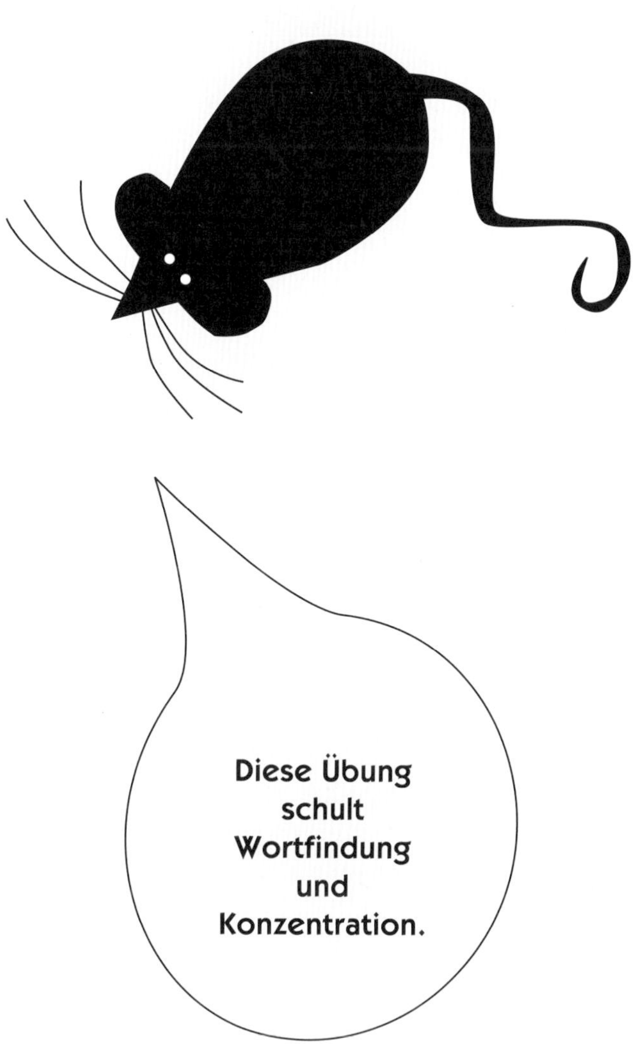

Euro ---------------------------- Blick

Kopf ---------------------------- Uhr

Obst ---------------------------- Gericht

Brillen --------------------(n)--- Gift

Licht ---------------------------- Konzert

Motor ---------------------------- Freude

Not ---------------------------- Ton

Bein ---------------------------- Schrank

Tasche ---------------------------- Stahl

Ohr ---------------------------- Straße

Haus --------------------(n)--- Konto

Ärmel ---------------------------- Schacht

Weizen ---------------------------- Maus

Schauen Sie nicht gleich nach der Lösung!

Konzentrationsübung

Beim folgenden Text ist jedes Wort rückwärts geschrieben.

Lesen Sie den Text so lange, bis Sie seinen Inhalt bzw. den Sinn erfasst haben. Diese Übung schult die Konzentrationsfähigkeit, die wiederum für ein gutes Gedächtnis unerlässlich ist. Lassen Sie sich Zeit. Wenn es Ihnen zu anstrengend wird, machen Sie eine Pause und probieren es noch einmal.

Nehmen Sie sich ein Blatt Papier und schreiben den Text in „normaler“ Schreibform auf.

nI 001 nerhaJ
tleips se eniek elloR rhem,
sehclew otuA riw nerhafeg nebah,
eiw dnu ow riw tnhoweg nebah,
nehclew fureB riw tbüegsua nebah,
ehclew redielK riw negarteg nebah,
ehclew eluhcS riw thcuseb nebah,
eiw leiv dleG riw fua med otnoK nettah
redo na ehclew noigileR riw tbualgeg nebah–
nI 001 nerhaJ
tleips se hcodej thcielleiv enie elloR,
saw riw neresnu nredniK tim fua ned gew
nebegeg nebah.
ni 001 nerhaJ
gam eid tleW nie ginew resseb nies,
liew riw neresnu nredniK
nie setug dlibroV neraw.

(Verfasser unbekannt)

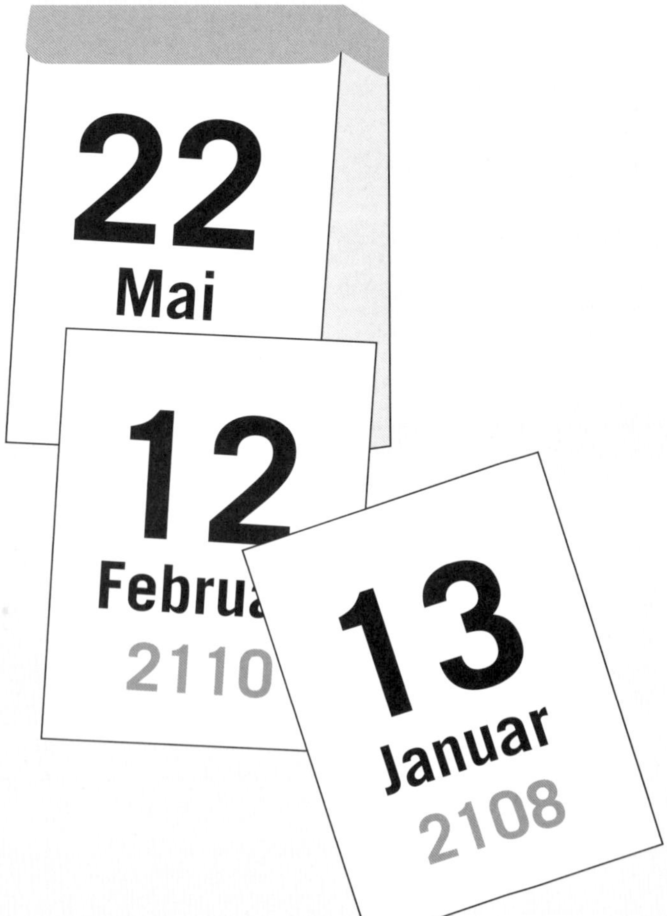

Konzentrationsübung

Im folgenden Text ist eine Lebensweisheit versteckt. Gehen Sie Zeile für Zeile durch, um die Worte zu finden.

EFOEIJFVFJFDJFKDDJDKSDSDJSKJK
SJDKSJDSJEINLLGEFJDFDFDFDJFDJF
DFJDFDLEBENFKJDFJDNFDNFFLDJF
JDFDFXXOHNEFDJFDJFDFFJWULOG
AZVIPIJFDLFDFJDJFLFREUNDEPÜPP
PISTDFDJFDFDFMDFMFMFDJFDFÜP
MIOUJKDFKJLKJAÖKDJFFNDKFJJDF
ÜDFFWIEMJFLKDMFDFJDFDFJDJFJF;
CNDÜEINEFKZDJFJIOEWPRUELEUEL
JFWEITEÄPPÜEÄOEURXEJFKLDFIR
WETPZUFJIOERUTEÖUOEFJDKZBBD
EWOUREFDJFDFDQREISEVVCJFKDJ
FJFKDJFDJFDOIYXYOHNEFJDJFKDJF
KDKJFJDKFJDFJDIÜOISUROEOIROIE
RURTEGASTHAUSDJFKDJFAMMANJ
FDJFDJFJDFJDFJDFJDFJDFJDFJFJWE

Sehtest!

Hier ist eine geheime Botschaft versteckt, tauschen Sie jeden Buchstaben gegen den vorherigen im Alphabet.

I V S

S B J D

I L B O O K B

O P D I B M

M F T F S L F O O F O

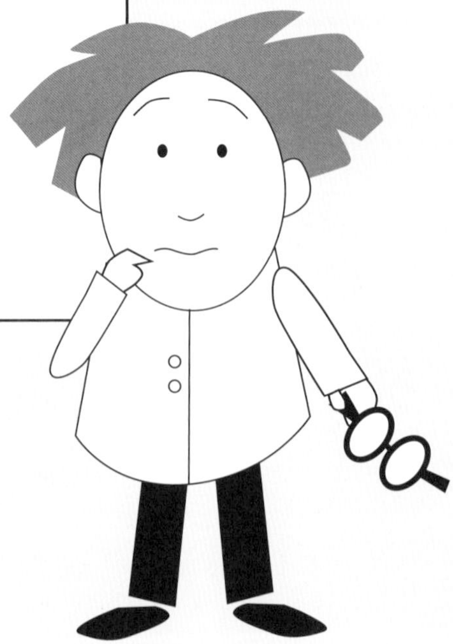

Streng geheim

Versuchen Sie die folgenden Texte in Geheimschrift zu entschlüsseln

Wird´s besser? wird´s schlimmer?
Fragt man alljährlich. Seien wir ehrlich:
Leben ist immer lebensgefährlich

.netlah snu uz medztort dnu
nennek uaneg snu eid
,nehcsneM dnis ednuerF etug hcilkriW

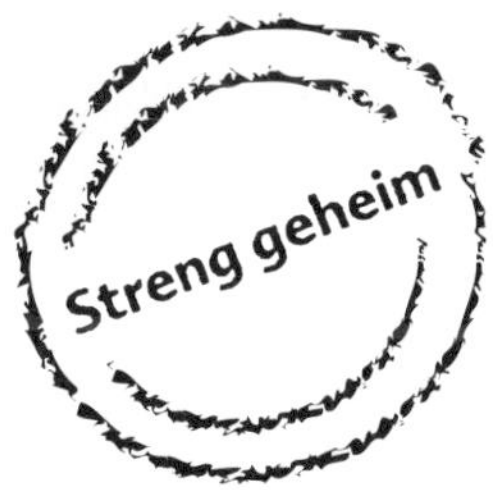

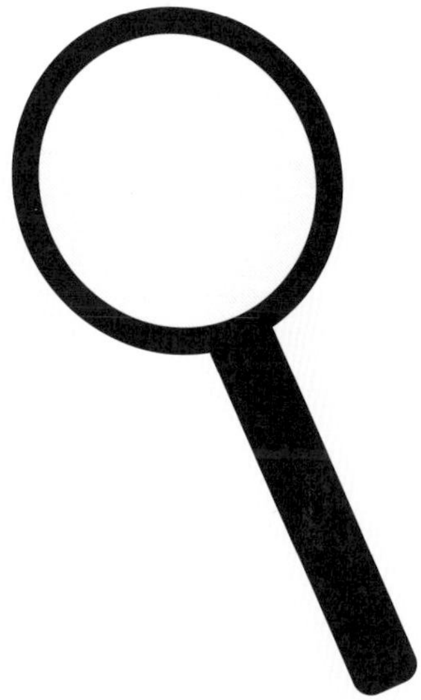

sE tröheg rhem tuM uzad,
enies gnunieM uz nrednä,
sla rhi uert uz nebielb.

snebeL sed nniS reD
tlatseG rehcafnie nov tsI
ekcürB enie tsi tleW eiD
tlahtnefuA nie thcin dnU

Ich nahm die Wahrheit mal aufs Korn und auch die Lügenfinten. Die Lüge machte sich gut von vorn. Die Wahrheit mehr von hinten.

Wer seinen eigenen Weg geht, kann von niemandem überholt werden.

Trainieren Sie Ihr Kurzzeitgedächtnis

Lesen Sie sich diese Geschichte möglichst gründlich durch und versuchen Sie dabei sich so viele Details wie möglich zu merken.

Das Cocktailrezept

In der Sunshine Bar in Köln gibt es einen berühmten Barkeeper. Sein Name ist John Barrista. Er ist weit über die Grenzen Kölns hinaus bekannt für seine fantasievollen Cocktails.
Der Lieblingscocktail von seiner Stammkundin Liza Berger ist zur Zeit der Gute Laune Shake „Don´t worry be happy". Eine weitere Kundin, Antonia von der Linden bevorzugt jedoch den „Power Mix Cocktail" ohne Alkohol.

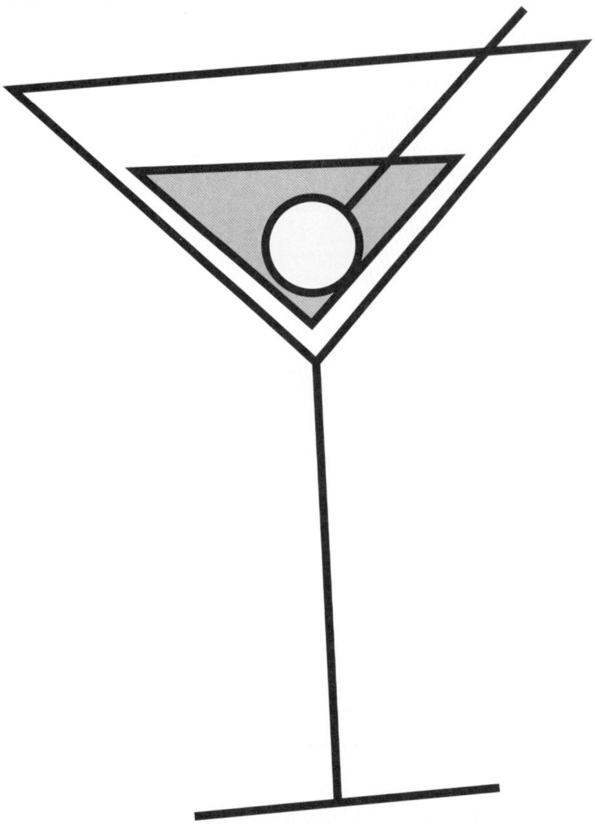

Der Renner bei allen Damen ist allerdings der „Grips Cocktail", der auch am nächsten Morgen noch fit hält.
Er besteht aus frisch gepressten Blutorangen, 1 Teelöffel braunem Rohrzucker, 50 ml stillem Mineralwasser, 50 ml Lemongras-Ingwertee und 5 ml Sauerkirschsaft. Er wird mit herzförmigen Eiswürfeln in einem Cocktailglas mit Zuckerrand und Trinklöffel stilvoll serviert.

Frau Berger kommt zweimal in der Woche in diese berühmte Bar. Frau von der Linden, die eine weiße Nappalederjacke trägt, dreimal im Monat, wenn Sie auf Geschäftsreise ist.

Frau Silvia Valentino versucht schon seit geraumer Zeit dem Barkeeper das Rezept für ihren Lieblingscocktail „MALIBU" zu entlocken, jedoch ohne Erfolg.

Beantworten Sie nun bitte die Fragen zum diesem Text auf Seite 52, ohne zurück zu blättern.

Konzentrationsübung

Hier sind alle Wörter rückwärts geschrieben. Achtung der Text beginnt ganz unten!!

.nies se etllos gißämleger ruN .nohcs nehcier gaT ma netuniM 02 – 51 .aC
.sinthcädeG rhi rüf sawte gaT nedej eiS nuT
.githciw tsi gniniarT segißämleger :reih hcua tlig hcodeJ

.nemmokeb ffirG ned ni redeiw etizifeD enednahrov stiereb hcua dnu neguebrov uabbA
negitsieg med nnak ,tut ssentiF egitsieg eid rüf sawte gitiezthcer reW

.ednediehcstnE sad tsi seid dnu ,theg se reba
,nerhaJ negnuj ni eiw llenhcs os rhem thcin lhow theg sE
.nenrelre ehcarpsdmerF enie hcon nerhaJ 08 tim hcua
nennök eiS !thcin retlA mi hcis tregnirrev reba tiekgihäfnreL eiD

.tssälhcan ,egnägrovleshcewffotS nednedrew remasgnal eid hcrud tgnideb
,gnutiebrarevsnoitamrofnI red tiekgidniwhcseG eid ssad ,tsi ehcastaT

.tfutsegnie “tiekhcilssegrevsretlA ehcsipyt„
sla tfo nedrew etizifeD ehcloS
.nennen thcin eis nennök eiS reba
,egnuZ red fua nenhI negeil nemaN
.hcis nefuäh negnurötssgnudniftroW

.thcsiweggew eiw tsi ,raw githciw hcon nebe saw
,nessegrev nedrew egatstrubeG dnu nemaN

.tmminba hcan dnu hcan tiekgihäfsgnutsieL egitsieg eid ssad
,retlA mednemhenuz tim trüps ,tssäl nremmükrev netiekgihäF
etnreleg slamtsnie dnu tnrel uzad rhem sthcin
,tztun thcin laitnetoP segitsieg nies reW Anfang←

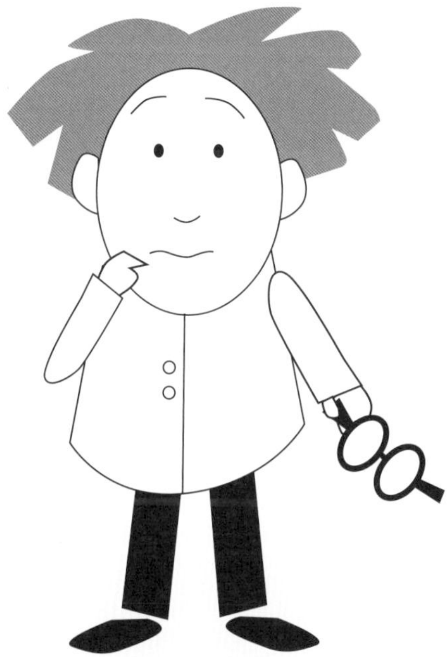

Merkfähigkeit

Bitte beantworten Sie nun die Fragen zum Text von Seite 50.

1. Welcher ist der Lieblingscocktail von Frau Valentino?

2. Wo befindet sich die Bar?

3. Wie heißt der berühmte Barkeeper mit Vornamen?

4. Wie heißt der Lieblingscocktail aller Damen?

Nicht mogeln!

5. Ist in dem Cocktailrezept Erdbeersaft angegeben?

6. Welche Dame befindet sich wie oft auf Geschäftsreise?

7. Wer trägt die weiße Nappalederjacke?

8. Wie heißt die Dame mit Vornamen, die dem Barkeeper ein Cocktailrezept entlocken möchte?

Uhr – Energie – Übung

Kleine Zwischenübung für Konzentration und Gehirnaktivierung.

In Ihrer linken Handfläche befindet sich **gedanklich** eine Uhr mit **Ziffernblatt.** Versuchen Sie, die Ziffern von eins bis zwölf auf Ihrer Handfläche gedanklich zu projizieren.

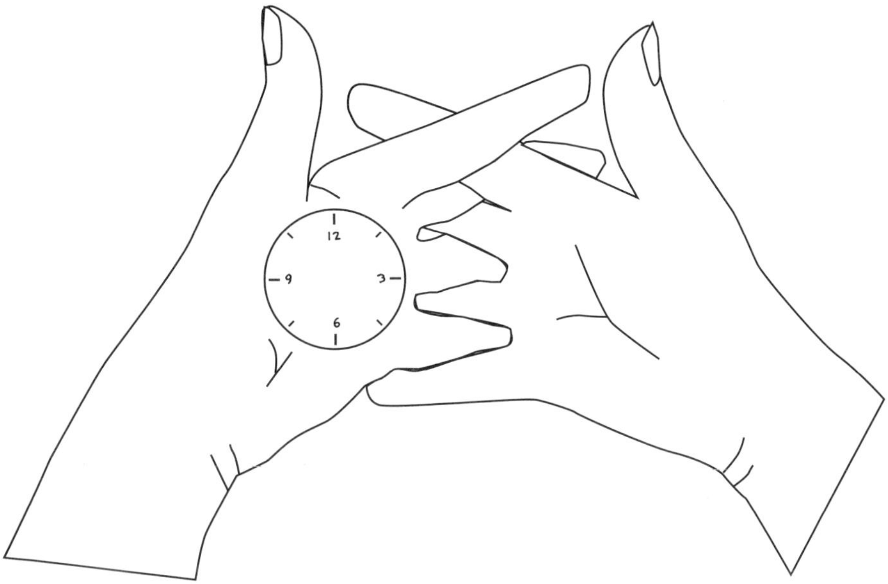

Jetzt die Hände locker zusammenfalten und mit dem rechten Daumen die „Uhrzeiten“ des gedanklichen Ziffernblatts nacheinander in der linken Handfläche fest andrücken.

Beispiel: 15.00 Uhr Nachmittag. Der rechte Daumen drückt auf das „Ziffernblatt“ in der linken Handfläche auf 15.00 Uhr.

Die nächste Uhrzeit könnte 11.00 Vormittag sein, dann 18.00 Uhr Abend usw.....Noch effektiver wird die Übung, wenn Sie sie zu zweit oder mit mehreren Personen durchführen.

Wechseln Sie gedanklich zwischen den Uhrzeiten 01.00 Uhr und 12.00 Uhr sowie zwischen 13.00 und 24.00 Uhr hin und her und drücken die jeweilige Uhrzeit.

Probieren Sie außer diesen Uhrzeiten auch: Mitternacht, 0.00 Uhr, Geisterstunde und „Tagesschau“ (20.00 Uhr)......

Am Besten drei Mal täglich!

Anagramm

Bei einem Anagramm handelt es sich um eine Übung mit Buchstaben. Dabei werden aus den Buchstaben eines Wortes neue Wörter gebildet.
Versuchen Sie aus dem Wort „Kopfstützen“ so viele neue Wörter wie möglich zu bilden. Sie müssen dabei nicht alle Buchstaben für das neue Wort verwenden. Es dürfen jedoch keine Buchstaben hinzugefügt werden, die nicht im Wort „Kopfstützen“ vorkommen.

Bilden Sie neue Wörter aus den Buchstaben des Wortes

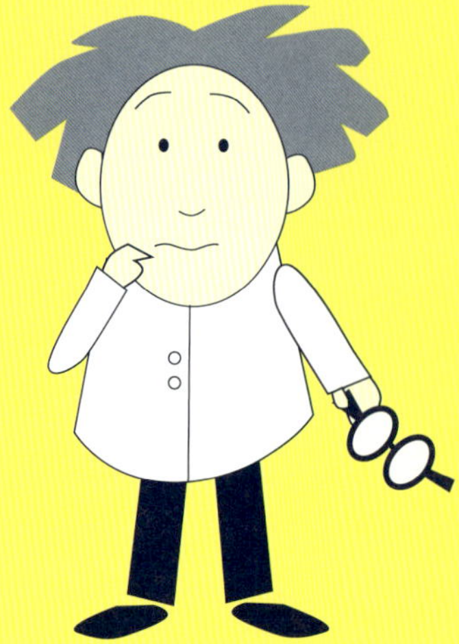

Erinnerungsoptimismus
z. B. Siegerin
Immergruen
Emsig
Meinungen
Genie
Super
Pinguin.................

Übersichtlicher wird es, wenn Sie die Buchstaben der Reihe nach verwenden, also erst alle Wörter die mit K beginnen, dann mit O, P usw.
Probieren Sie es auch mit Ihrem eigenen Vor- und Nachnamen, oder mit folgenden Wörtern:

Zuhörkünstler, Gesundheitstag, Erlebnisse, Gesprächsmillionäre

Im Internet finden Sie unter www.sibiller.de/anagramme/ online eine gute Adresse, die Ihnen innerhalb von Sekunden aus einem eingegebenen Wort, z. B. Ihrem Namen, eine Wortliste erstellt.

Bevor Sie diese Hilfe in Anspruch nehmen, probieren Sie erst mal selbst, wie viele Wörter Sie finden. Schauen Sie nicht vorher nach. Sie bringen sich sonst um den Aha-Effekt und das wäre doch schade!

Diese Übung schult Wort- und Sprachschatz
Versuchen Sie 99 Wörter zu finden!

Fit im Kopf

Füllen Sie die Lücken mit passenden Wörtern, umso länger das Wort ist, desto besser!! Versuchen Sie mehrere Wörter zu finden, geben Sie nicht so schnell auf.
Probieren Sie auch Fremdwörter aus, oder benutzen Sie eine Ihnen bekannte Fremdsprache.

G	G
E	N
H	I
I	N
R	I
N	A
T	R
R	T
A	N
I	R
N	I
I	H
N	E
G	G

Konzentrationsübung

Es gilt nur jeder 2. Buchstabe. Versuchen Sie die Wörter so schnell wie möglich zu lesen.
Kleiner Tipp: Jedes Wort beginnt mit dem ersten Großbuchstaben!

mBgeihbamufpvtousnxg
yNdaacihndxennkkveun
qRsäytismeklrheakfntuens
kWmofrptmvrewrjwhahnddnlfuonjg
vGleewristptteerusftxibmbmtujnlg
cScteoblrpneorfsltsesijnwe
sScpprriackhkwgöyrutrekr
sWgaihkrxndeqhimcuenbg
kAxsnsmoyzfijijehrmedn
mGyenmweqilnrsbasmrkmediftietn
bKmosnutiryausqtwpvrkodgxrtarmkm
aReeelmaktcigoqnvemn
eÜwbjuintg
fMlefrvkpfjäjhviogxkmeiivt
gFguenikatsivognrsktuüsckhbtkiig
rWhotrdtosxaglxact
yPpoolwiotgivkbvkesrgdjrjonsgsoefnbhweciqt
wNfaxcvhldmetnukjeen
ilkrdrptcufm
rNmiecyhltaskthusn
wNueercvaedn
jlenytveorsedsgsae
uStatuielrnsutooffff
jEosienlksobbrnüfcykxe
yGuekduayngkeern

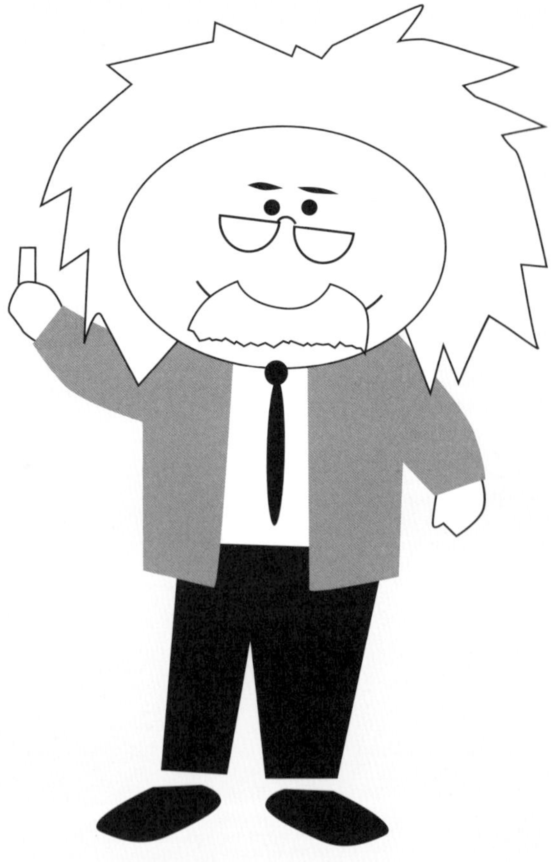

Gedächtnistraining am Computer

Gehirnsport Übungen zum Mitmachen
www.richtigfit-ab-50.de

KoCo Kognitives Training am Computer
CD ROM und Begleitheft ca. 50,00 €
www.koco-online.com

Mental-aktiv Newsletter der Firma Schwabe in Karlsruhe. Sie können sich den Newsletter abonnieren und bekommen regelmäßig pfiffige Gedächtnisübungen, die Sie online lösen können. Ein Teil der Übungen kann aber auch ausgedruckt werden. Zu beziehen über: **www.mental-aktiv.de**

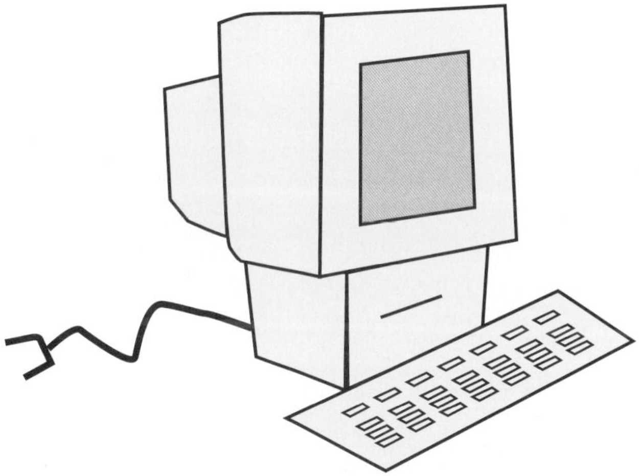

Der interaktive Gedächtnistrainer. Zu testen im Internet unter **www.hjp-multimedia.de**

www.brainwizard.de Interaktive Training- und Denksportsoftware ab ca. 29,90 €

www.denkspirale.com
Die Denkspirale, tolle Übungen für Kinder und Erwachsene zur Konzentration, Aufmerksamkeit, Reaktion, Wahrnehmung, mit vielen Möglichkeiten, unter anderem kann man sich selbst Karteikarten anlegen. Die HOME Version kostet ca. 39,90 €. CD ROM mit Begleitheft.

memofit Kopf.Training aktiviert und trainiert Konzentration und Aufmerksamkeit, Gedächtnis und Merkfähigkeit, Wahrnehmung, Auffassungsgeschwindigkeit und Reaktion unter **www.memofit.net**

COGPACK Gedächtnistrainingsprogramm das auch in Kliniken verwendet wird. Privatversion für zuhause ca. 195,00 € . Näheres unter **www.cogpack.de**

www.frageohneantwort.de
www.gutefrage.net
www.anagramme.nedso.org

Dies ist nur eine kleine Auswahl, sicher finden Sie noch mehr...

Literaturliste

Fragen Sie auch bei Ihrer Krankenkasse nach entsprechenden Informationsbroschüren!

„Meister Wangs Fingerspiele" – vgs. Verlagsgesellschaft, Köln 1996

„Das neue Stroh im Kopf" – Vera F. Birkenbihl – mvg Verlag 38. Aufl. 2001

„Wo sind meine Schlüssel" – Kathleen Gose, Gloria Levi – Taschenbuch Verlag Regensburg

"Salto Mentale" Fitness für den Kopf – Tom Wujec – Ariston Verlag München, 6. Aufl. 1999

„Neurobics Fit im Kopf" – Lawrence C. Katz, Manning Rubin Goldmann Taschenbuch, 2001

„Natürliche Stärkung für die Nerven" – Hans Wagner, Südwest Verlag, München 2002

„PM Intelligenztrainer, Kreativitätstrainer und Logiktrainer" – im Zeitschriftenhandel

„Gehirn & Geist" – Das Magazin für Hirnforschung und Psychologie – Spektrum der Wissenschaft

„Geistig Fit" – Zeitschrift der Gesellschaft für Gehirntraining e.V. – Postfach 1147 85552 Ebersberg, erscheint 6 x jährlich

„Lernen zu Lernen" – Werner Metzig/Martin Schuster – Springer Verlag, 6. Auflage 2005

„Reiseführer Gehirn" – Susan A. Greenfield – Spektrum Verlag

„LERNEN" – Gehirnforschung und die Schule des Lebens – von Prof. Dr. Manfred Spitzer, Verlag: Spektrum 1. Auflage 2002

„Gedächtnistraining" – Peter Kürsteiner – Mehr merken mit Mnemotechnik – Verlag Ueberreuter, 1999

„Frederic Vester" – Denken, Lernen, Vergessen. Was geht in unserem Kopf vor, wie lernt das Gehirn, 29. Aufl. 2002

„Mind Mapping" – Margit Hertlein, Die kreative Arbeitstechnik, Verlag: ro ro ro 4. Aufl. 2001

„Das weibliche Gehirn" – Louann Brizendine u. Sebastian Vogel, Warum Frauen anders sind als Männer – Verlag: Hoffmann & Campe, 1. Aufl. 2008

„Fitte Birne" – Gedächtnistraining mit Kindern, für Kinder 3. und 4. Schuljahr, 1. Aufl. 2005 – Erhältlich beim Bundesverband Gedächtnistraining, Adresse siehe unten

„Denkzettel" – Die Zeitschrift vom Bundesverband Gedächtnistraining e.V.
Servicebüro : BVGT e.V. Servicebüro, Bahnhofstr. 12, 65510 Idstein
Telefon: 061 26 / 95 94 -03, Servicebuero@bvgt.de,
Homepage: www.bv-gedaechtnistraining.de

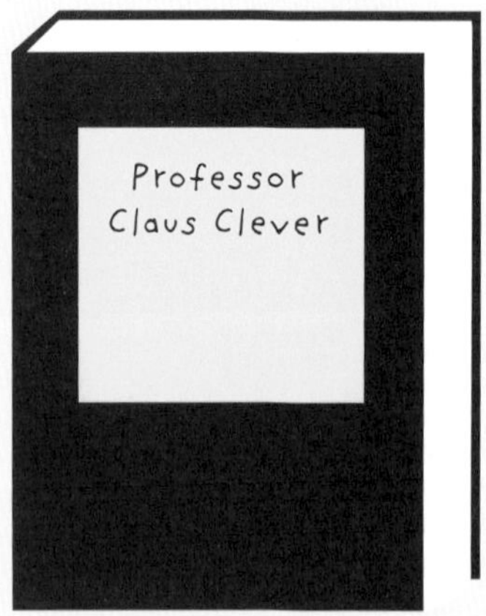

Kontaktadressen

Die erste Anlaufstelle bei Gedächtnisstörungen ist meistens der Hausarzt. Er kann bei Gedächtnis- bzw. Hirnleistungsstörungen an eine geeignete Institution überweisen.

Sie können aber auch selbst Kontakt mit einer solchen Spezialeinrichtung aufnehmen.

Für professionelle Hilfe stehen Ihnen zum Beispiel die Gedächtnisambulanzen in großen Krankenhäusern oder Universitätskliniken zur Verfügung.

Diagnostik und Behandlung von Gedächtnisstörungen
Institut für Psychogerontologie Prof. Dr. W. D. Oswald
Nägelsbachstr. 25, Universität Erlangen-Nürnberg
gedzentrum@geronto.uni-erlangen.de Tel.: 09131 85-22519

Memory Clinic Essen, Prof. Dr. Hans Georg Nehen
Elisabeth-Krankenhaus Essen
Geriatriezentrum Haus Berge
Germania Str. 3, 45356 Essen
www.ambulante-neurologie.de Tel.: 0201 63 11 133

Deutsche Alzheimer Gesellschaft e. V. Selbsthilfe Demenz
Friedrichstr. 236, 10969 Berlin
www.deutsche-alzheimer.de Tel.: 01803/171017

Hirnliga e.V.
Liga zur Erforschung, Erkennung und Behandlung der Hirnleistungsstörungen
Postfach 13 66, 51657 Wiehl
www.hirnliga.de Tel.: 02262 999 99 17

Ludwig-Maximilians-Universität München Klinikum der Universität München
Gedächtniszentrum
Nußbaumstr. 7, 80336 München
www.kompetenznetz-demenzen.de Tel.: 089 51 60 58 20

Eine Einrichtung in Ihrer Nähe erfahren Sie von Ihrem Arzt oder von Ihrer Krankenkasse.

Lösungen

Seite 45 Füllwörter

Sollten Sie andere passende Wörter gefunden haben, umso besser!

Euro Tunnel Blick
Kopf Stand Uhr
Obst Teller Gericht
Brillen Schlangen Gift
Licht Orgel Konzert
Motor Schaden Freude
Not Ruf Ton
Bein Kleider Schrank
Taschen Dieb Stahl
Ohr Ring Straße
Haus Nummern Konto
Ärmel Kanal Schacht
Weizen Feld Maus

Seite 46 Konzentrationsübung

In 100 Jahren
spielt es keine Rolle mehr,
welches Auto wir gefahren haben,
wie und wo wir gewohnt haben,
welchen Beruf wir ausgeübt haben,
welche Kleider wir getragen haben,
welche Schule wir besucht haben,
wie viel Geld wir auf dem Konto hatten,
oder an welche Religion wir geglaubt haben-
In 100 Jahren
spielt es jedoch vielleicht eine Rolle,
was wir unseren Kindern mit auf den Weg
gegeben haben.
In 100 Jahren
mag die Welt ein wenig besser sein,
weil wir unseren Kindern
ein gutes Vorbild waren.

Seite 47 Konzentrationsübung Lebensweisheit

Ein Leben ohne Freunde
ist wie eine weite Reise
ohne Gasthaus

Seite 55 Lösungsbeispiele

Gehirnjogging
Eisenbahn
Hühnerei
Irrsinn

usw.....

Seite 48 Sehtest

Hurra, ich kann ja noch alles erkennen

Seite 43

Nr. 4 Antonio mit Pizza

Seite 49 Geheimschriften

Wird's besser wird's schlimmer?
Fragt man alljährlich. Seien wir ehrlich
Leben ist immer lebensgefährlich
Heinz Erhard

Wirklich gute Freunde sind Menschen,
die uns genau kennen
und trotzdem zu uns halten.
Maria von Ebner-Eschenbach

Es gehört mehr Mut dazu,
seine Meinung zu ändern,
als ihr treu zu bleiben
Friedrich Hebbel

Der Sinn des Lebens ist von einfacher Gestalt
Die Welt ist eine Brücke und nicht ein Aufenthalt

Ich nahm die Wahrheit mal aufs Korn und auch die Lügenfinten.
Die Lüge machte sich gut von vorn. Die Wahrheit mehr von hinten.
Wilhelm Busch

Wer seinen eigenen Weg geht, kann von niemandem überholt werden.

Seite 56

Begeisterung
Nachdenken
Rätselhaftes
Wortverwandlung
Gewitterstimmung
Stolpersteine
Sprichwörter
Wahrnehmung
Assoziation
Gemeinsamkeiten
Kontrastprogramm
Relationen
Übung
Merkfähigkeit
Funktionstüchtig
Wortsalat
Politikverdrossenheit
Nachdenken
Irrtum
Nichtstun
Nerven
Interesse
Sauerstoff
Eselsbrücke
Gedanken

Sonderteil

Kinder Kinder !

Sonderteil für Kinder und ihre Eltern zum Thema Lernen

- Fernsehen, Video, Gameboy und andere Konzentrations- und Gedächtniskiller
- Angstbesetztes Lernen
- So klappt´s mit den Hausaufgaben
- Konzentrationsübung mit dem ABC
- Unterschiedliche Lerntypen
- Konzentrationsübung aus „Fitte Birne“
- Besser lernen mit schlauen Lerntipps
- Internetadressen und Lernmaterial für den PC
- Empfehlenswerte Spiele

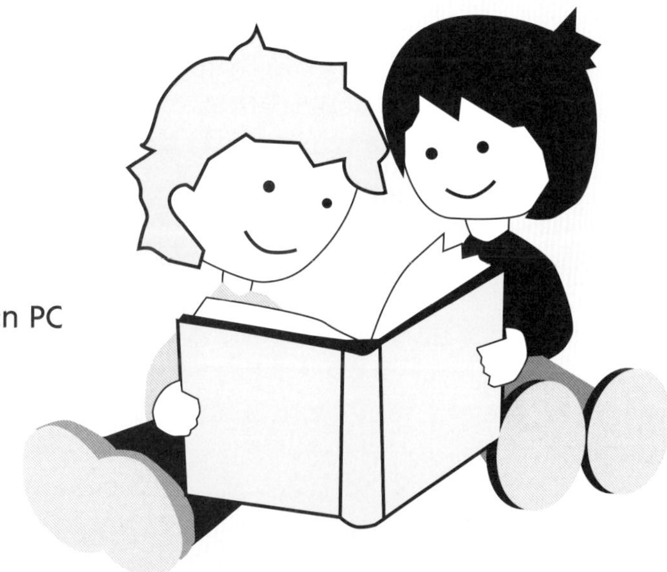

Buchtipp: **„Fitte Birne“** Gedächtnistraining für Kinder
3. und 4. Schuljahr erhältlich beim Bundesverband
Gedächtnistraining. Dort gibt es auch Material für höhere
Schuljahrgänge und vieles Interessante mehr!
Servicebüro: BVGT e.V. Servicebüro Bahnhofstr. 12, 65510 Idstein
Telefon: 061 26 / 95 94 -03 Servicebuero@bvgt.de
www.bv-gedaechtnistraining.de

Fernsehen, Video, Gameboy und andere Konzentrations- und Gedächtniskiller...

Schule, Studium und Ausbildung verlangen ein fittes Gedächtnis. Was tagsüber an Lernstoff und neuen Informationen aufgenommen wird, befindet sich noch im Kurzzeitspeicher. Damit es in den Langzeitspeicher gelangt, braucht es eine gute Schlafarbeit. Hirnforscher weisen darauf hin, dass der Schlaf eine wichtige Funktion bei der **Konsolidierung** von Gedächtnisinhalten darstellt.

Werden nach dem Lernen im Fernsehen, Kino oder mittels Computer und Gameboys aufwühlende und schockierende Filmszenen und Spiele konsumiert, werden die Informationen, die noch im Kurzzeitspeicher sind, regelrecht verdrängt.

Die schulischen Leistungen verblassen vor solch einer emotionalen Wucht von Bildern, die vor allem bei Kindern katastrophale Folgen haben. Die Lerninhalte vom Vormittag haben angesichts solch extremer Konkurrenz keine Chance ins Langzeitgedächtnis zu gelangen.

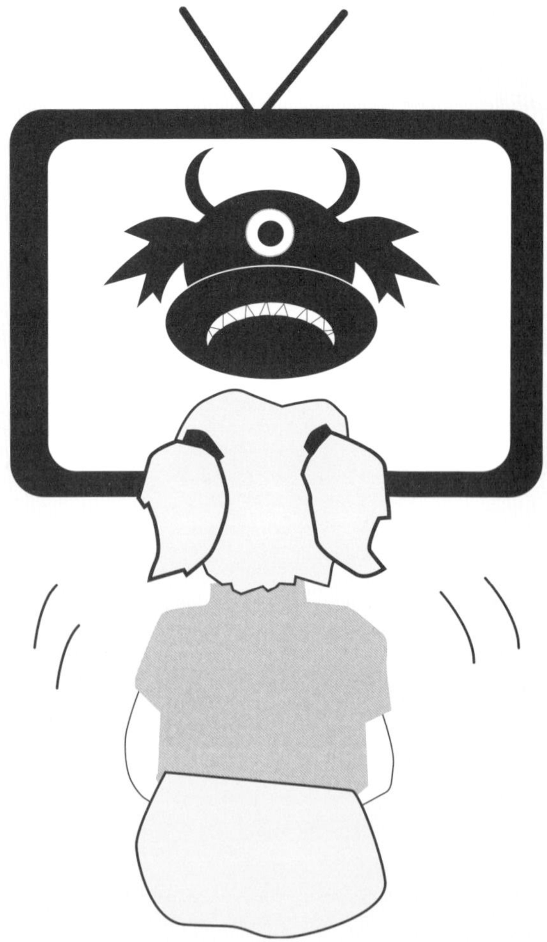

Bei besonders gewalttätigen Filmen reichen schon wenige Minuten aus, um so genannte Interferenzen (Überlagerungen) entstehen zu lassen, die die Inhalte des Kurzzeitgedächtnisses überlagern bzw. zuschütten.
Wer direkt vor dem Schlafengehen noch Action- und Horrorfilme ansieht, der beeinträchtigt massiv den gesunden Schlaf, der für den Aufbau des Langzeitgedächtnisses von enormer Wichtigkeit ist. Zudem verarmt die soziale Existenz. Wer in seiner Freizeit täglich mehr als drei Stunden vor dem Fernseher oder dem PC verbringt, der versäumt das Leben. Die soziale Kompetenz wird nicht voll entwickelt. Wer stundenlang vor dem Apparat sitzt, bewegt sich zudem zu wenig. Das ist schädigend für den Körper und auch äußerst nachteilig für den Geist.

Was tun?
Fernseher aus und raus an die frische Luft, sich mit Freunden treffen, Sport, Spiel und einem sinnvollen Hobby nachgehen.

Angstbesetztes Lernen

Man lernt Angst, aber nicht die Fakten.

Angst produziert einen kognitiven Stil, der das rasche Ausführen einfacher, gelernter Routinen erleichtert und das lockere Assoziieren erschwert.

Wer Prüfungsangst hat, der kommt eben nicht auf die einfache, aber etwas Kreativität erfordernde Lösung, die er normalerweise gefunden hätte.

Die emotionale Atmosphäre beim Lernen muss stimmen.
In der Schule, zu Hause.... ☺

Man weiß, dass Lernen am allerbesten in positiver, entspannter Stimmung funktioniert. Nur dann kann das Gelernte später zum Problemlösen überhaupt verwendet werden.

Wer Angst hat, der kann gewohnte Verhaltensweisen rasch und zuverlässig abspulen. Er kann aber nicht über den Tellerrand hinausdenken.

Wer Angst hat, denkt scharf und fokussiert (eingeengt) und das bedeutet wiederum, dass er nicht weit und offen sprich kreativ denken kann und demzufolge auf naheliegende Lösungen keinen Zugriff hat.

Die Rolle der Emotionen beim Lernen sollte man keinesfalls unterschätzen.

So klappt´s mit den Hausaufgaben

Die richtige Umgebung

Wichtige Voraussetzung für gutes Lernen: Kinder brauchen einen Raum, in dem sie sich wohl fühlen. Hier sollten für die Zeit der Hausaufgaben sämtliche Störquellen beseitigt werden.
Telefon, Musik und Fernseher sind Konzentrationsräuber. Auch Freunde sollten die Hausaufgabenzeit akzeptieren und um diese Zeit nicht anrufen oder vorbeikommen. Machen Sie eine Uhrzeit mit den Freunden Ihrer Kinder aus. Zum Beispiel: Nicht vor 15.30 Uhr anrufen oder „stören".

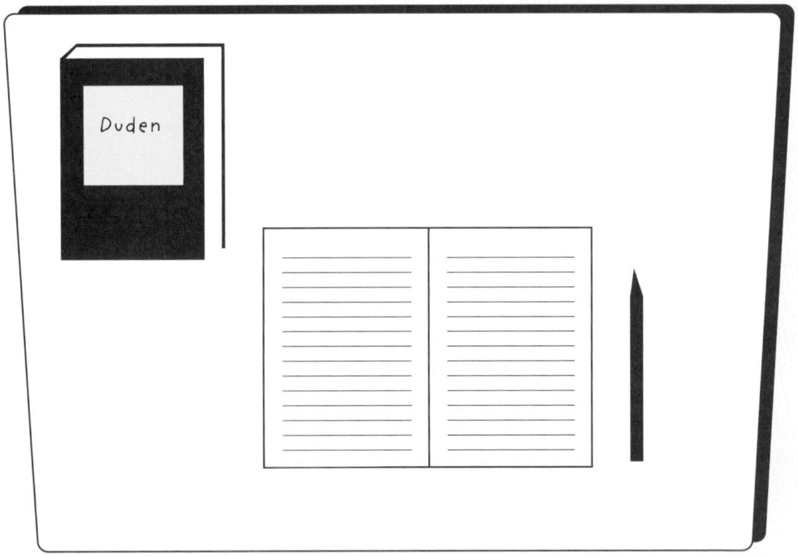

Arbeitsplatz

Schreibtischflächen mit Schräge verhindern starke Rückenverkrümmungen bei vornüber gebeugter Arbeit. Auf dem Schreibtisch sollte möglichst wenig herumliegen. Nur die Hefte und Bücher, die tatsächlich benötigt werden. Dafür ein Duden in Reichweite. Keine Spielsachen, keine Zeitschriften, keine CDs etc. Rechtshänder sollten das Licht von vorne oder von links bekommen, Linkshänder von vorne oder rechts.

Feste Zeiten

Ein voller Bauch studiert nicht gern, so heißt ein altes Sprichwort das nach wie vor Gültigkeit hat. Kurz nach dem Mittagessen ist die Biokurve bei vielen Kindern ganz unten, andere können aber sofort durchstarten. Beobachten Sie Ihr Kind eine Zeitlang und führen Sie dann in Absprache mit Ihrem Kind die fixe regelmäßige Hausaufgabenzeit ein.
Der Abend ist vor allem bei kleineren Kindern für Hausaufgaben tabu!

Pausen einlegen
Nach jeder erledigten Aufgabe jedoch aber spätestens nach 30 bis 45 Minuten sollte eine Pause eingelegt werden. Am Besten mit Bewegung.
Nicht stundenlang hintereinander Mathe lernen, sondern nach spätestens 30 Minuten auf ein anderes Fach wechseln. Diese Lernmethode ist effektiver für das Gehirn.

Extra Tipp:
Bei den Hausaufgaben das Kind ab und zu an einem guten Zitronen- oder Rosmarinduft schnuppern lassen, das aktiviert die Sinne und die Gedanken kommen wieder in Fluss.

Der Spickzettel
Lassen Sie Ihr Kind einen Spickzettel schreiben. Dieser hat einen psychologischen Effekt, der beruhigend wirkt. Auch wenn man ihn dann bei der Schulprobe natürlich nicht anwenden darf.

Der Spickzettel funktioniert ähnlich wie der Einkaufszettel, den man schreibt, aber dann zu Hause vergisst. Jedoch erinnert man sich beim Einkaufen an erstaunlich vieles, was auf dem Einkaufszettel – „Spickzettel“ stand.

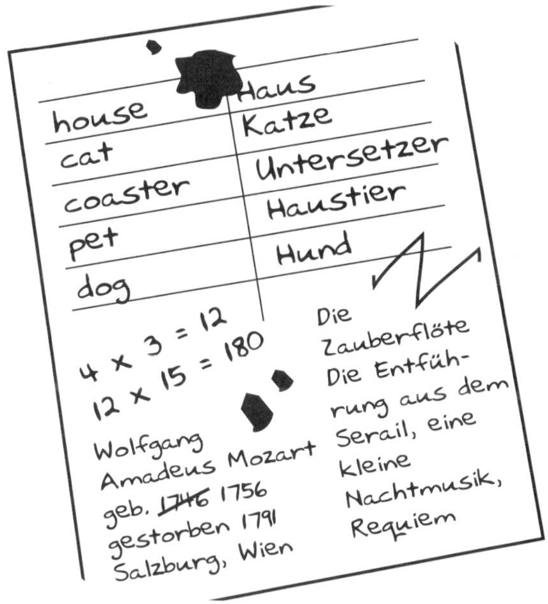
house Haus
cat Katze
coaster Untersetzer
pet Haustier
dog Hund
4 x 3 = 12
12 x 15 = 180
Wolfgang Amadeus Mozart
geb. ~~1746~~ 1756
gestorben 1791
Salzburg, Wien
Die Zauberflöte
Die Entführung aus dem Serail, eine kleine Nachtmusik, Requiem

Lob und Belohnung fördern die Freude am Lernen. Die Freude ist die größte Motivation und die ist der Garant für Erfolg.

Konzentrationsübung

Im Geist oder noch besser, laut, die Großbuchstaben des Alphabets, die gebogene Linien enthalten, aufsagen.

Dann umgekehrt die Buchstaben des Alphabets aufsagen, die gerade Linien haben.

A *B C D* **E F** *G* **H I** *J* **K L M**

N *O* **P** *Q R S* **T** *U* **V W X Y Z**

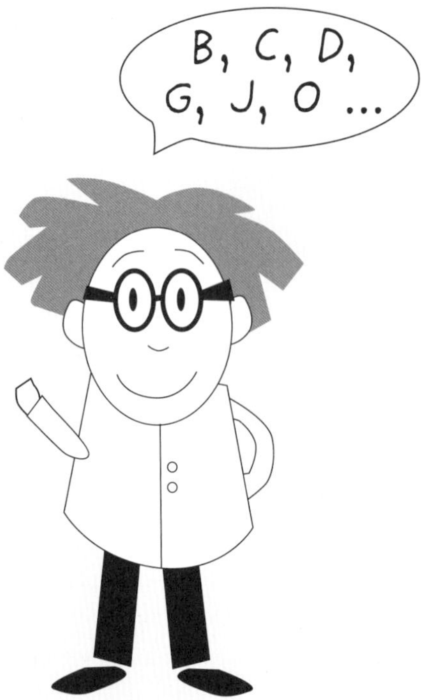

Variante:

Beim Aufsagen des Alphabets bei den Buchstaben mit geraden Linien die linke Hand anheben, beim Nennen der gerundeten Buchstaben die rechte Hand anheben.

Oder: Statt der Hände die Füße anheben!

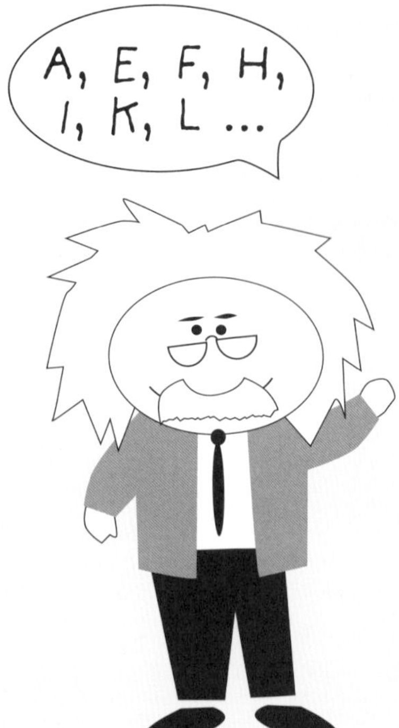

Unterschiedliche Lerntypen

Finden Sie heraus, welcher Lerntyp Sie und Ihr Kind sind, damit haben Sie schon einen wichtigen Schritt zum erfolgreichen Lernen getan.

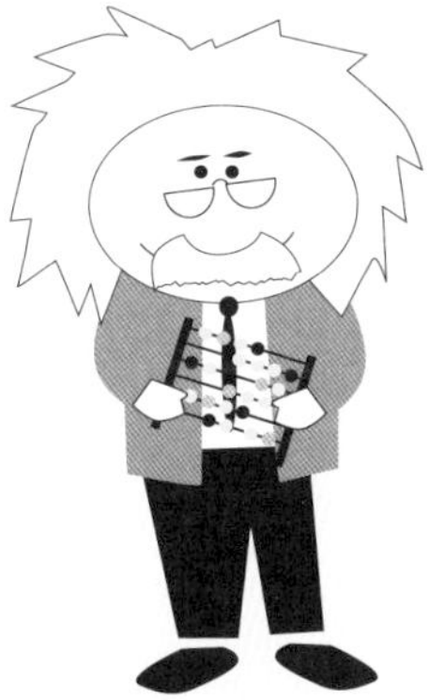

Haptische Lerntypen
lernen leichter durch begreifen im wahrsten Sinne des Wortes, d. h. durch Anfassen. Zum Beispiel das Rechnen mit speziellen Materialien (Montessori Schule).

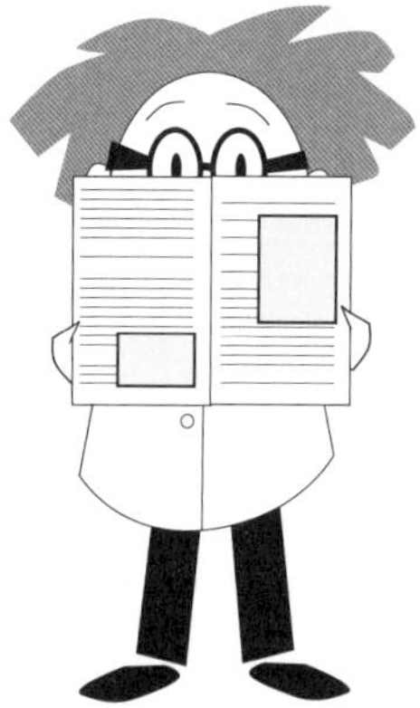

Visuelle Lerntypen
erreichen die besten Lernerfolge durch Lesen und Beobachten von Handlungsabläufen, können sich Inhalte leichter merken durch Grafiken oder Bilder, Filme, Zeichnungen, Bücher, Skizzen, Lernposter, Videos oder Lernkarteien.

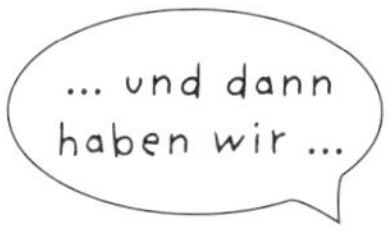

Kommunikative Lerntypen
lernen durch Gespräche, sprachliche Auseinandersetzung, Rollenspiele, Diskussionen, Referate, Lerngruppen. Können sowohl den Fragenden als auch den Erklärenden mimen. Nachahmen, Gruppenaktivitäten und Rollenspiele wären hier ideal.

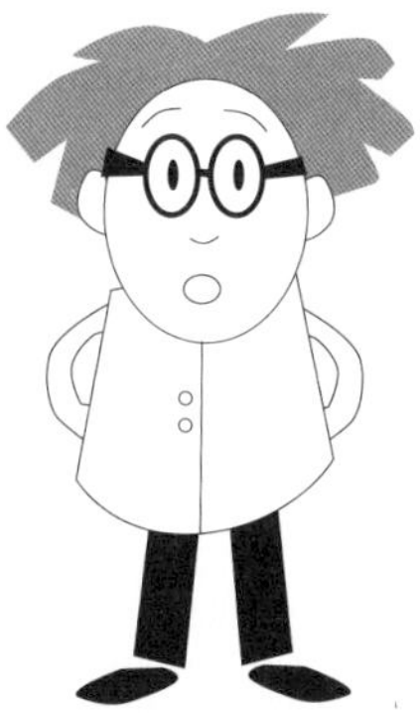

Auditive Lerntypen
hören Rap-Sound, lernen mit CDs, oder Kassetten, mittels Vorträgen oder auch mit Musik. Ihnen fällt es leicht Gehörtes wiederzugeben, sie führen oft Selbstgespräche d.h. sie wiederholen das Gelernte laut. Sie können sich an Dinge, die sie nur gesehen haben, schlecht erinnern. Sie fühlen sich schnell gestört durch Nebengeräusche.

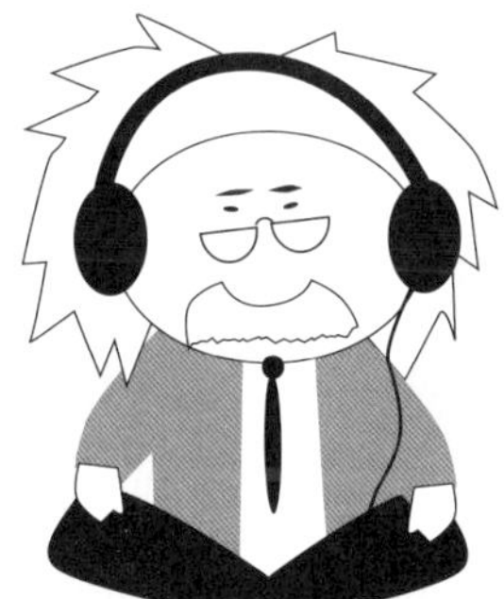

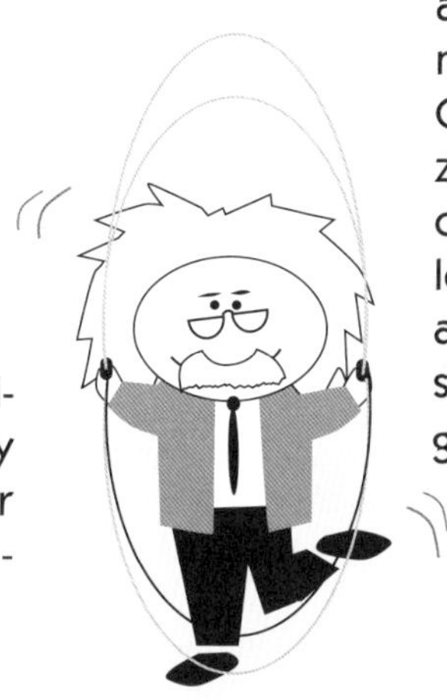

Motorische Lerntypen
lernen am besten dadurch, dass sie Handlungsabläufe selbst durchführen, learning by doing. Lernen z. B. ein Gedicht, Biologie oder Geografie besser im Gehen oder mit rhythmischen Körperbewegungen.

Je unterschiedlicher der Lernstoff angeeignet wird, desto vielfältiger sind die Möglichkeiten des Erinnerns und Behaltens. Die Erinnerungsquote steigt deutlich an, je mehr Sinneskanäle am Lernprozess beteiligt sind.

Konzentrationsübung für Kinder

Nenne möglichst zügig die abgebildeten Obstsorten, *nicht* die daruntergeschriebenen Bezeichnungen.

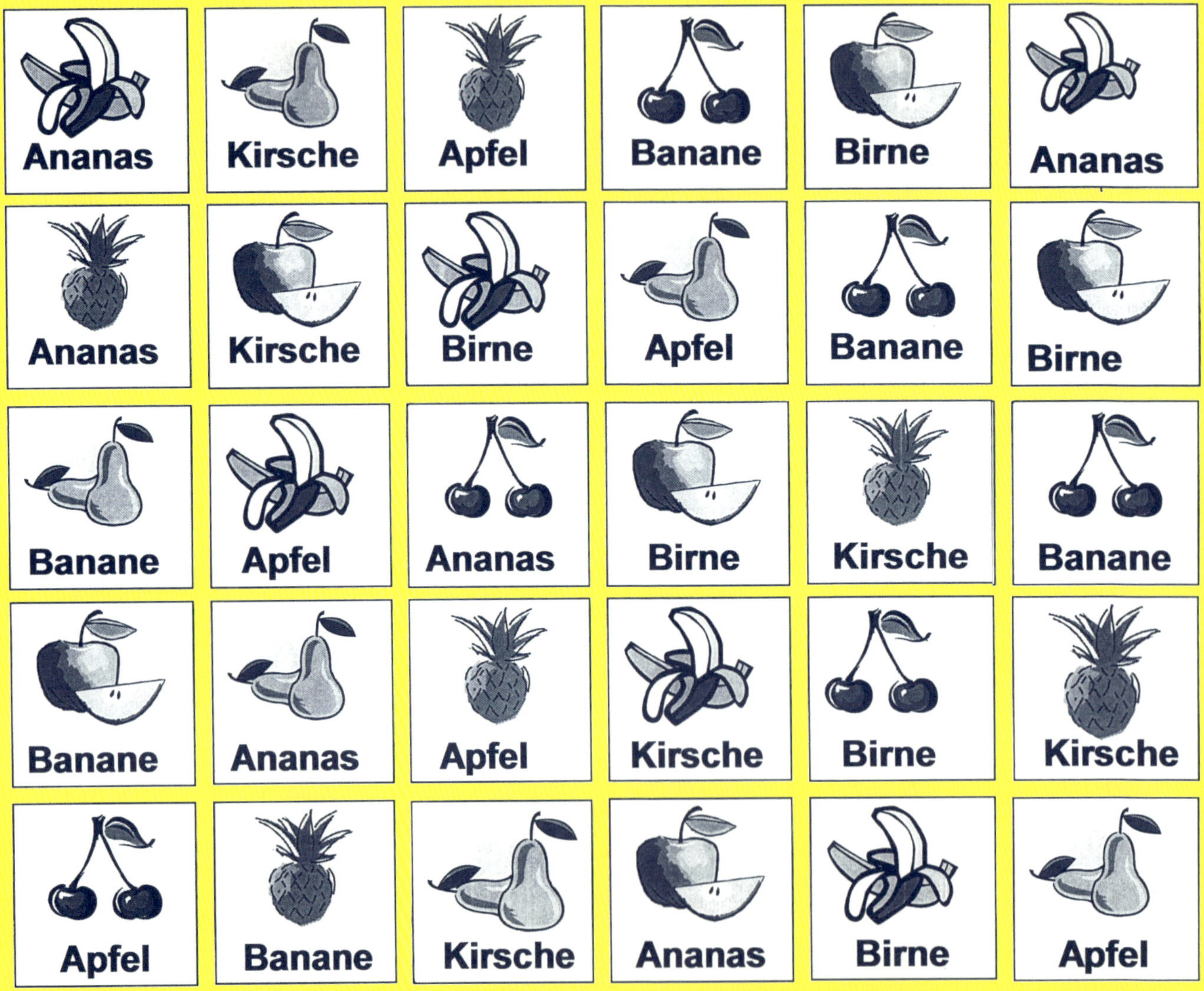

Entnommen dem Buch Fitte Birne® Gedächtnistraining mit Kindern

ISBN 978-3-934-684-38-6 Mit freundlicher Genehmigung erteilt vom Bundesverband Gedächtnistraining e. V.

Besser Lernen mit schlauen Lerntipps

Teilen Sie den Lernstoff in kleine, sinnvolle Portionen ein

Maximal 7 Lerneinheiten sollten es sein. Ist der Lernstoff sehr umfangreich, dann teilen Sie ihn vorab in 2 – 3 Bereiche.

Auch wenn Sie sich nach der festgelegten Lernzeit noch fit fühlen, lassen Sie sich nicht verleiten weiterzumachen. Sie lernen dann wohl noch, aber mit der Zeit bezogen auf Aufwand und Nutzen immer ineffizienter. Am Besten sind kleine Lerneinheiten. Das heißt nicht, dass nach 15 oder 30 Minuten Schluss sein sollte, sondern dass der Lernstoff abwechslungsreich angegangen wird.

Die Art der Beanspruchung des Gehirns macht den Erfolg des Lernens aus. Statt den ganzen Nachmittag Englischvokabeln zu büffeln, oder den Halbjahresstoff von Biologie in sich hineintrichtern zu wollen, sollte man nach 30 Minuten auf ein anderes Fach wechseln. Z. B. Vokabeln lernen, die fällige Zeichnung oder Skizze für ein anderes Fach anfertigen, oder für Musik üben.

Wer die ganze Woche nicht lernt und meint am Wochenende stundenlang alles in sich hineinpauken zu können, der irrt: Spätestens nach 45 Minuten braucht jeder eine Pause beim Lernen so wie bei jeder anderen Tätigkeit auch. Probieren Sie es selbst aus, wie behalten Sie mehr in Ihrem Gedächtnis? In einer halben Lernstunde, in 45 Minuten konzentrierter Arbeit oder bei stundenlangem Pauken.

Bereiten Sie sich auf das Lernen vor!

Suchen Sie sich einen Lieblingsplatz in der Wohnung. Lernen Sie möglichst immer am selben Ort und zur selben Zeit. So konditionieren Sie sich fürs Lernen. Nach einiger Zeit haben Sie sich auf diesen Lernrhythmus eingestellt und das Lernen fällt wesentlich leichter. Probieren Sie es aus!

Nutzen Sie alle Kanäle!

Besonders bei Fremdsprachen ist es besonders hilfreich sich berieseln zu lassen. Nutzen Sie dies beim Autofahren, beim Joggen, unter der Dusche, beim Kochen... Legen Sie eine Sprach CD ein, ohne den Anspruch zu haben, alles zu verstehen. Einfach nur zuhören! Nach einiger Zeit werden Sie Wörter heraushören, später ganze Sätze auch wenn Ihnen am Anfang alles „Spanisch" vorkommt. Nicht aufgeben!

Für viele Fremdsprachen gibt es mittlerweile Hörbücher, die man auch in der Bibliothek ausleihen kann.

Wiederholen, wiederholen, wiederholen...

Zu lange Lernpausen mag das Gehirn nicht, Gelerntes sollte möglichst bald wiederholt werden. Am selben Tag oder spätestens am nächsten Tag sollte die Wiederholung stattfinden. Nicht komplett alles nach dem Motto „immer wieder von vorne“, sondern prüfen, ob Sie mit dem bereits vorhandenen Wissen schon gut umgehen können, die Lücken herausfinden, und diese wiederholen! Nicht alle Vokabeln noch mal durchgehen, sondern nur die, die noch nicht „sitzen“.

Alles klar? Verstanden?

Etwas nicht verstanden zu haben ist nicht peinlich, es nicht zuzugeben dagegen schon. Was nicht verstanden wurde, kommt im Kurzzeitgedächtnis nicht richtig an und kann somit im Langzeitspeicher nicht abgespeichert werden. Man sollte sich also vergewissern, ob man das, was man sich merken will oder soll auch richtig verstanden hat. Fragen Sie nach!

Bildhaftes Denken – Einprägsame Verknüpfungen

Ein Bild sagt mehr als tausend Worte –sagt ein altes Sprichwort. Unsere Augen liefern ca. 80 % des gesamten Inputs unseres Gehirns. Versuchen Sie bei der Aufnahme von neuen Informationen Ihr bildhaftes Gedächtnis – sprich die rechte Hirnhälfte zu aktivieren.

Möchten Sie sich merken, dass der neue Geschäftspartner Herr Klein heißt und seinen Kaffee mit Milch und Zucker trinkt, denken Sie an ein kleines elegantes Café in dem Herr Klein seinen „Café au lait“ bestellt und erfinden Sie gleichzeitig dazu eine kleine Melodie.

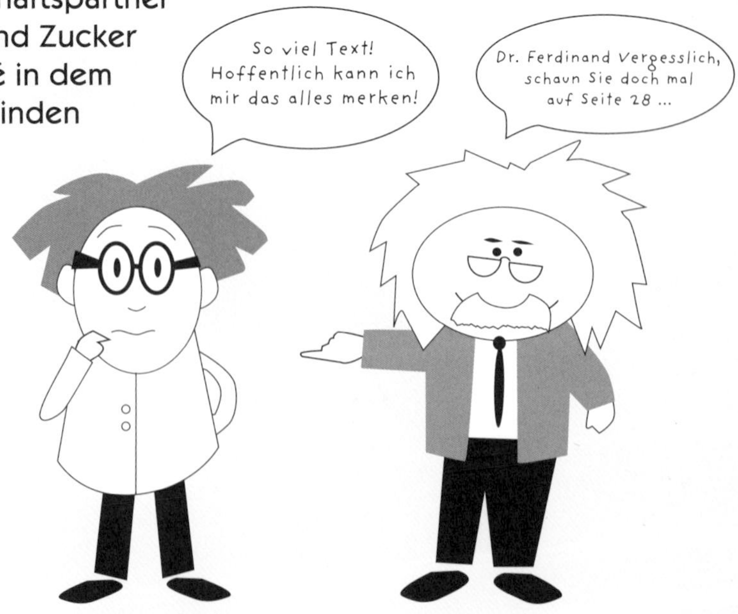

Nutzen Sie alle Sinne um neue Informationen abzuspeichern.

Lernen mit dem Computer – Empfohlene Internet-Tipps für Kinder

www.kidsville.de, für neugierige Kinder

www.internet-abc.de

www.geolino.de, für neugierige Kinder

www.blinde-kuh.de
Suchmaschine mit sicheren
Web Seiten für Kinder

www.100tiere.de, für Tierfreunde

www.dinosaurier.de

www.sowieso.de
spannendes Nachrichtenmagazin

www.kinderbuchforum.de, für Leseratten

www.zzzebra.de
Anleitungen zum Basteln und Spielen

www.ravensburger.de
viele Spiel nicht nur für den PC

www.seitenstark.de, lohnende Kinderseiten

Überwachte Chats
www.tivi-treff.de
www.cyberzwerge.de
www.dindernetz.de
www.spiolino.de

www.cornelsen-eltern.de Zielgruppe Eltern
– hier finden Sie Lerntipps verschiedener Rubriken:
Hausaufgaben, Deutsch, Englisch und Lernen allgemein

www.legakids.net
legasthenie-software.de (prima für Mathe, Deutsch,
Englisch, Konzentration uvm.)
www.rudiswelt.de Zielgruppe Grundschüler,
verschiedene Seiten zu den Themen Rechnen,
Lesen, Schreiben, Konzentration

CD Roms für Kinder
Versteckt – Entdeckt
Ca. 20,-- € cleveres Konzentrationstraining für Kinder
von 5 – 10 Jahren zu beziehen bei Tertio Verlag
www.tertio.de

Englischsoftware für Kinder
Gute Kindermedien gibt es auch bei: www.tivola.de
PC Spiele, BÜCHERSENDUNG, Filme, Hörspiele,
z.B.Freddy Englisch mit dem kleinen Vampir,
Übungen für die gesamte Grundschulzeit

Englisch lernen mit Ritter Rost ca. 29,-- €,
www.terzio.de 6-10 Jahre

www.auralog.de
5-7, 8-9, 10-11 Jahre, je 29,90 €

Ikuru in Lolopolis
www.cornelsen.de
1,2,3,oder 4. Klasse
je 39,95 €

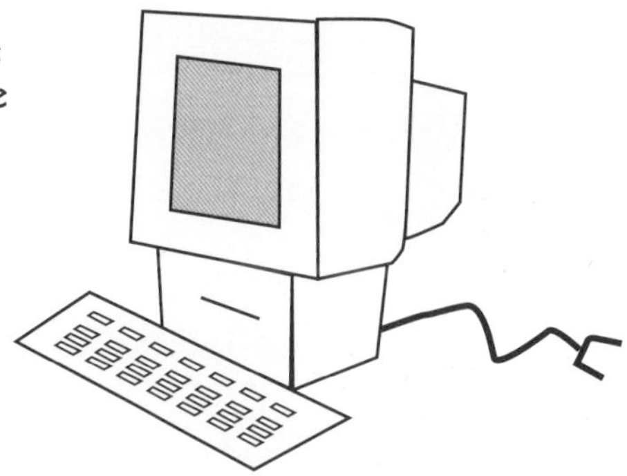

Broschüre Sicher Surfen für Kinder
„Ein Netz für Kinder – Surfen ohne Risiko“
Unter der E-Mail Adresse:
broschuerenstelle@bmfsfj.bund.de
Weitere gute Broschüren gibt es
beim Studienkreis Telefon 0800 111 12 12
kostenfreie Rufnummer!!
Weitere Infos: www.klicksafe.de

Empfehlenswerte Spiele für große und kleine Leute

Memo Story Trainiert das Kurzeitgedächtnis, die Wortfindung und die Kreativität anhand von Bildkarten, die zu einer Fantasiegeschichte zu verknüpfen sind und beim Ziehen der MEMO Card wiederholt werden müssen. Ravensburger Verlag

Mega Memo Dieses Spiel schult das fotografische Gedächtnis und fördert die Konzentrationsfähigkeit. Kinder werden beim Memory Spielen meistens gewinnen, weil ihr bildhaftes Gedächtnis noch perfekt ausgebildet ist. Dieses Spiel bringt das bildhafte Vorstellungsvermögen auch bei Erwachsenen wieder in Schwung. Ravensburger Verlag

Wörterwürfeln Ein Spiel für 2 – 10 Spieler von 8 – 99 Jahren. Ziel des Spieles ist es möglichst viele Wörter mit den 13 Buchstabenwürfeln zu bilden. Ravensburger Verlag

Wort Fix Ein pfiffiges Spiel mit Buchstabenkärtchen, aus denen zusammengesetzte Wörter zu bilden sind. Ravensburger Verlag

Scrabble
Das berühmte Spiel mit den Buchstaben gibt es auch für Kinder.
www.mattelscrabble.de

Auch immer wieder gut für das Gedächtnis:
Das gute alte „Stadt Land Fluss“
oder Memory spielen

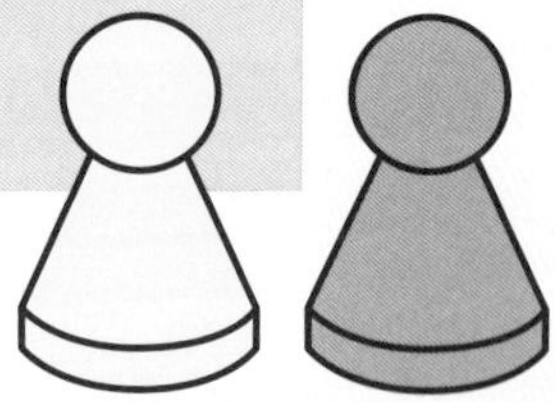

NEW AMICI Ein tolles Sprachenspiel für Kinder und Erwachsene – gibt es in vier Sprachen: Englisch, Spanisch, Italienisch, und Französisch ab 8 Jahre. www.newamici.com

Triomino Ein Konzentrationsspiel, bei dem die Steine mit Punkten darauf wie beim Domino gelegt werden müssen, nur wesentlich anspruchsvoller. Ab 9 Jahre, im Spielwarenhandel

Cranium Cadoo Spielespaß mit witzigen und außergewöhnlichen Aktivitäten, wie Zeichnen, Pantomime, Erklären, Rätseln usw. Aktiviert die grauen Zellen im Gehirn mit Spiel und Spaß ab 7 Jahre. Gibt es auch für Erwachsene. www.cranium.com

Das ist nur eine kleine Auswahl. Es gibt viele gute Spiele, die Spaß machen.

Kunst für Kinder Mit viel Spaß entdecken Kinder und Erwachsene die berühmtesten Gemälde der Welt. Trainiert Merkfähigkeit, Konzentration und sprachliche Ausdrucksfähigkeit. www.cosmos.de